Ulrike Dölle · Martina Pohlmann

Die ergotherapeutische Behandlung von Patienten mit chronischer Polyarthritis

Neue Reihe Ergotherapie

Herausgeber:
Deutscher Verband der Ergotherapeuten e.V.

Reihe 6: Fachbereich Orthopädie
Band 2

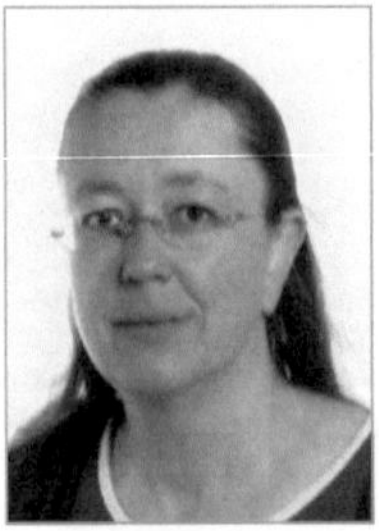

Ulrike Dölle, Jahrgang 1961, ergotherapeutisches Staatsexamen im April 1990. Seit Juni 1990 ist sie als Ergotherapeutin in der Rheumatologie und Orthopädie im Rehazentrum Bad Eilsen der LVA Hannover beschäftigt.
Im Arbeitskreis Patientenschulung der Deutschen Gesellschaft für Rheumatologie und der Deutschen Rheumaliga ist sie seit 1992 als Fachtrainerin und Fachreferentin tätig.
Seit Juni 2002 ist sie Therapeutin für EFL/TFL (Evaluation und Training Funktioneller Leistungsfähigkeit).

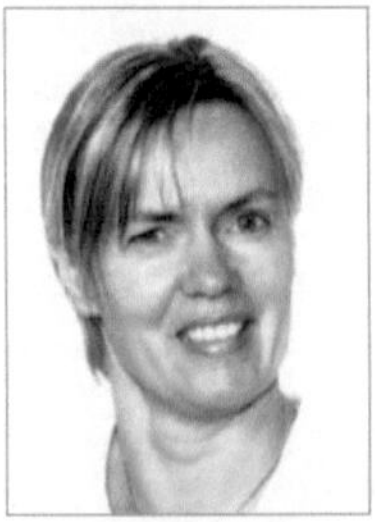

Martina Pohlmann, Jahrgang 1961, ergotherapeutisches Staatsexamen im März 1988. War im Bereich Rheumatologie unter anderem an der Medizinischen Hochschule Hannover tätig, arbeitet seit 1999 in einer ergotherapeutischen Praxis in Bad Nenndorf.
Sie ist stellvertretende Vorsitzende des Fachkreises Orthopädie/Rheumatologie/Traumatologie des DVE und Mitglied des Beirates des regionalen kooperativen Rheumazentrums Hannover.

Ulrike Dölle · Martina Pohlmann

Die ergotherapeutische Behandlung von Patienten mit chronischer Polyarthritis

Schulz-Kirchner Verlag

Idstein 2004

Bibliografische Information Der Deutschen Bibliothek
Die Deutsche Bibliothek verzeichnet diese Publikation in der Deutschen Nationalbibliografie; detaillierte bibliografische Daten sind im Internet über http://dnb.ddb.de abrufbar.

Die im Anhang aufgeführten Folien finden Sie im Internet unter
http://www.schulz-kirchner.de/cgi-bin/sk/facharb.pl?F=2
(kostenpflichtiger Download).

1. Auflage 2004
ISBN 978-3-8248-0473-3
Lektorat: Beate Kubny-Lüke
Layout: Susanne Koch
Titelfoto: Tricodur ® Carpal
Fotos im Text: Ulrike Dölle mit freundlicher Unterstützung der Ergotherapie-Praxis Carla Dirschauer, Bad Oeynhausen
Umschlagentwurf: Werkstudio.werbung und design GmbH, Düsseldorf

Druck und Bindung: Books on Demand, www.bod.de
Printed in Germany

Inhalt

Vorwort

Seit über 40 Jahren arbeiten Ergotherapeuten mit Patienten, die an einer rheumatischen Erkrankung leiden. Die Behandlungsschwerpunkte sind von Einrichtung zu Einrichtung unterschiedlich und haben sich im Laufe der Jahre verändert. So wurden in den 70er Jahren viele Übungen zur Kräftigung der Muskulatur durchgeführt und viele Hilfsmittel für Betroffene entwickelt. In den 80er Jahren prägte Merete Brattström das Wort „Gelenkschutz" ganz neu (Brattström, M.: Gelenkschutz und Rehabilitation, 1984). In zahlreichen Veröffentlichungen wurde deutlich, welche Notwendigkeit die Gelenkschutzberatung für den Rheumakranken hat. Dieser Weg wurde auch in den 90er Jahren weiter verfolgt. So wurden Patientenschulungsprogramme vom Arbeitskreis „Patientenschulung" der deutschen Gesellschaft für Rheumatologie in Zusammenarbeit mit dem Bundesverband der deutschen Rheuma-Liga entwickelt, in denen es unter anderem um Aufklärung über das Krankheitsbild, dessen Behandlung und nutzbringende Verhaltensweisen im Alltag und im Beruf geht. Heute hat diese Patientenschulung einen festen Bestand in der Rheumatherapie.

Die Ergotherapie ist für den betroffenen Patienten auch heute von herausragender Bedeutung. Die Patienten werden in der Ergotherapie nicht nur bezüglich des Krankheitsbildes geschult und beraten, sie werden auch mit individuell gefertigten Hand- und Fingerschienen versorgt, es werden notwendige Hilfsmittel erprobt oder motorisch-funktionelle Therapien unter Berücksichtigung des Gelenkschutzes durchgeführt.

In dieser Broschüre geht es darum, die fachgerechte Arbeit der Ergotherapeuten am Rheumapatienten vorzustellen und einen Überblick über das Behandlungsspektrum zu geben. Dazu wurde eine typische, rheumatische Erkrankung als Schwerpunkt ausgewählt, nämlich die der chronischen Polyarthritis.

Wir danken den Kollegen des Fachkreises Orthopädie/Traumatologie/Rheumatologie des Berufsverbandes der Ergotherapeuten für ihre Anregungen sowie des Reha-Zentrums Bad Eilsen für ihre freundliche Unterstützung bei der Erstellung dieser Broschüre. Insbesondere möchten wir uns bei Frau Dr. von Petzhold, Frau Dr. Ehlebracht-König und Herrn Dr. Meyer für die medizinische Beratung bedanken.

Ulrike Dölle und Martina Pohlmann
Im April 2004

Einführung

Liebe Kolleginnen und Kollegen,

Ihnen liegt hier eine Rheuma-Broschüre besonderer Art vor. Diese Broschüre wird durch Folien ergänzt, die Sie über das Internet herunterladen können. Der Bezug zu den Folien wird im Text an den entsprechenden Stellen hergestellt. Diese Broschüre, inklusive der Folien, ist für Ergotherapeuten bestimmt, die im Rheumabereich tätig sind und ihre Arbeit präsentieren möchten.
Im Rahmen der Qualitätssicherung wird auch in Zukunft immer mehr Dokumentation verlangt, so dass diese Broschüre eine Hilfestellung sein soll, diesen Arbeitsbereich darzustellen.
Die Ihnen vorliegende Broschüre soll zum einen als Überblick über die ergotherapeutische Tätigkeit in der Rheumatologie dienen, zum anderen können Ergotherapeuten sie benutzen, um Betroffene, Selbsthilfegruppen, Verbände und nicht zuletzt andere Angestellte im Gesundheitsbereich sowie andere Interessierte, die sich über bestimmte Therapien informieren möchten, aufzuklären. So kann sie z.B. als roter Faden im ergotherapeutischen Unterricht im Fachbereich Rheumatologie eingesetzt werden. Die Folien dienen der Präsentation und verdeutlichen somit die Themenschwerpunkte.

Um mit dieser Broschüre zu arbeiten, beachten Sie bitte Folgendes:

- diese Broschüre ist kein medizinisches Lehrbuch, so werden z.B. keine pathophysiologischen Gelenkveränderungen beschrieben oder bildlich dargestellt
- es ist nicht erforderlich, alle Folien als Gesamtes zu präsentieren
- es wird beispielhaft nur das Krankheitsbild der „chronischen Polyarthritis" dargestellt
- die vorgestellten Therapien erheben keinen Anspruch auf Vollständigkeit

Der **1. Teil** der Broschüre stellt das Krankheitsbild der chronischen Polyarthritis vor. Aus den vielen rheumatischen Erkrankungen, die es gibt, wurde die chronische Polyarthritis exemplarisch gewählt, da dieses Krankheitsbild aus dem rheumatischen Formenkreis am häufigsten auftritt. Zunächst wird das Wort Rheuma definiert und es werden die drei Hauptgruppen der rheumatischen Erkrankung vorgestellt, wobei der Schwerpunkt auf entzündlichen Gelenkerkrankungen liegt. Daran anschließend folgen Symptome, mögliche Folgen und charakteristische Merkmale des entzündeten Gelenkes. Weitere Informationen über Ursachen, Diagnosekriterien und allgemeine Therapiemöglichkeiten folgen (siehe auch Folien 1-20).

Im **2.Teil** wird die zugehörige ergotherapeutische Behandlung beschrieben. Nachdem zunächst kurz die Ergotherapie allgemein vorgestellt wird, folgen anschließend Informationen zum Gelenkschutz einschließlich der Gelenkschutzregeln. Bei der daran anschließenden Beschreibung der Hilfsmittelversorgung werden prophylaktische und kompensatorische Hilfsmittel erläutert. Diese werden anhand vieler Beispiele ausführlich dargestellt. Bei der Schienenversorgung werden Lagerungs-, Funktions- und Übungsschienen vorgestellt. Im Weiteren folgt der Bereich, der unter dem Begriff „Selbsthilfetraining" zusammengefasst wird, in dem Alltagshandlungen in verschiedenen Bereichen des täglichen Lebens erläutert werden. Hierbei handelt es sich um elementare Teile aus dem Selbsthilfebereich. Abschließend wird beispielhaft die motorisch-funktionelle Therapie beschrieben (siehe auch Folien 21-48).

Der **3.Teil** behandelt zwei Fallbeispiele. Es werden zwei unterschiedliche, ergotherapeutische Behandlungen beschrieben. Im ersten Fall handelt es sich um einen jungen Patienten, der sich im Anfangsstadium der Erkrankung befindet. Der zweite Fall stellt einen älteren Patienten mit einer schweren Verlaufsform dar. Hier werden ganz andere Schwerpunkte gesetzt als im ersten Fall. Beide Beispiele stellen exemplarisch die verschiedenen Behandlungsschwerpunkte dar. Diese Beispiele können auch als Anregung zur Befundaufnahme und Therapieplanung in der Praxis genutzt werden (siehe auch Folien 49-52).

1 Krankheitsbild der chronischen Polyarthritis (Folien 1-20)

Im Folgenden wird ein kurzer Überblick über das Krankheitsbild der chronischen Polyarthritis und deren Behandlung gegeben. Weiterführende Informationen können in der Fachliteratur nachgelesen werden (siehe Literaturverzeichnis).

1.1 Erklärung verschiedener Begriffe

Bei der chronischen Polyarthritis handelt es sich um eine Erkrankung aus dem rheumatischen Formenkreis. Übersetzt heißt „chronisch" „andauernd" (im Gegensatz zu akut), „poly" heißt „viele" (viele Gelenke, nicht nur eins können betroffen sein) und „Arthritis" heißt „Gelenkentzündung" *(Folie 2)*. Vereinfacht ausgedrückt: Viele Gelenke sind über längere Zeit oder aber häufiger entzündet. Der Begriff „Rheuma" *(Folie 3)* kommt aus dem Griechischen und bedeutet „das Fließende". Rheuma ist ein Oberbegriff für alle Erkrankungen *(Folie 4)*, die mit Bewegungseinschränkungen und Schmerzen im Bewegungsapparat verbunden sind.

Der Begriff **Rheuma** kommt aus dem Griechischen und bedeutet „das Fließende", beschrieben schon bei Hippokrates vor ca. 2400 Jahren.
„Phlegma" = aus dem Gehirn herabfließende Flüsse
„Agra" = Falle, (hier sind die Gelenke gemeint, Beispiel: "Gonagra"= Kniefalle)

Der rheumatische Formenkreis wird folgendermaßen untergliedert *(Folie 4)*:
- degenerativer Rheumatismus (Arthrose)
- entzündlicher Rheumatismus (Arthritis)
- Weichteilrheumatismus

Der degenerative Rheumatismus und die Arthrose bezeichnen die Verschleißerscheinungen an Gelenken und Wirbelsäule, die im Laufe des Lebens, d.h. im Alter, zunehmen.
Der entzündliche Rheumatismus kann jedoch unabhängig vom Alter auftreten und betrifft in erster Linie die Gelenke.
Beim Weichteilrheuma stehen die Weichteile, wie z.B. Muskeln und Sehnen im Vordergrund.

Die chronische Polyarthritis (CP) – synonym auch rheumatoide Arthritis (RA) – ist eine entzündlich-rheumatische Erkrankung *(Folie 5)*.

---

chronische Polyarthritis =
rheumatoide Arthritis = entzündlich rheumatische Gelenkerkrankung

---

1.2 Anatomie und Pathologie des Gelenkes

Um die Behandlung der chronischen Polyarthritis nachzuvollziehen, müssen sowohl Patienten als auch Therapeuten über das Krankheitsbild und dessen Symptome informiert sein *(Folien 6, 7, 8, 9)*.

Der folgende Abschnitt soll zum besseren Verständnis einen kleinen Einblick in Anatomie und Pathologie des Gelenkes geben:
Um die Schädigung der Gelenke und die Folgen für den Patienten zu verstehen, muss man sich zuerst einmal ein gesundes Gelenk und dessen Strukturen mit den jeweiligen Aufgaben vor Augen führen *(Folien 6, 7)*. Ein Gelenk besteht aus mindestens zwei Knochen, die gegeneinander beweglich sind (je nach Aufgabe des Gelenkes um eine oder mehrere Achsen). Die Gelenkflächen werden von einer Knorpelschicht vor Überlastung, d.h. vor Druck, Stoß, Schlag und Vibrationen, geschützt. Diese Knorpelschicht wird von der Gelenkflüssigkeit ernährt und „elastisch" gehalten. Gleichzeitig „schmiert" die Gelenkflüssigkeit das Gelenk.

Die Gelenkflüssigkeit wird von der Gelenkinnenhaut produziert, die wiederum vom Immunsystem gesteuert wird. Umschlossen wird das Gelenk von der Gelenkkapsel, d.h. Bändern, Sehnen und meist auch Muskeln. Die Bänder „halten" das Gelenk in der jeweiligen Achsenstellung. Sehnen und Muskeln sind in erster Linie für die Bewegung und Kraft zuständig, können aber auch zur Unterstützung der Bänder eingesetzt werden. Der Körper hat verschiedene Gelenke, einige sind in erster Linie bandgeführt, d.h. sie haben keine Muskeln, die unterstützend wirken können, wie z.B. das Handgelenk. Andere haben viele Muskeln, die auftrainiert unterstützend wirken können (z.B. das Schultergelenk).

Im entzündeten Gelenk *(Folie 8, 9)* wird die Gelenkinnenhaut vom Immunsystem falsch instruiert. Sie produziert zwar weiter Gelenkflüssigkeit, diese ist jedoch zur Ernährung des Gelenkes bzw. der Knorpelflächen nicht mehr ausreichend. Auch kann es zu unkontrollierten Wucherungen der Gelenkinnenhaut bis an die Sehnen kommen. Symptome eines entzündeten Gelenkes können Schmerzen, Überwärmung, Rötung und vor allen Dingen Schwellungen sein.

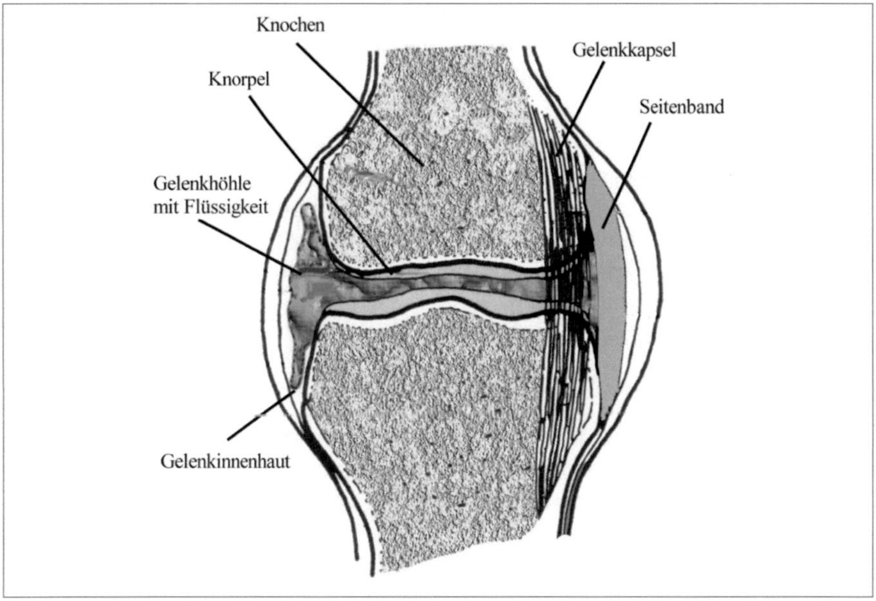

Abbildung 1:
Schematische Darstellung eines Gelenkes und dessen wichtigster Strukturen

---

Symptome des entzündeten Gelenkes:
Schmerzen
Schwellung
Überwärmung
Rötung
Ggf. eingeschränkte Beweglichkeit

Die Schwellung ergibt sich zum einen aus der entzündlichen Verdickung und der Wucherung der Gelenkinnenhaut, zum anderen aus dem Gelenkerguss. Rötung und Überwärmung sind Zeichen der Entzündung. Schmerzen im Gelenk deuten ebenfalls auf eine Entzündung hin. Sie sind vor allem auf mehrere chemische Substanzen zurückzuführen, die bei Entzündungen gebildet werden.

Die Folgen der Entzündung im Gelenk können für den Patienten unterschiedlich und vielfältig sein: Der Knorpel ist nicht mehr ausreichend ernährt, von der Entzündung angegriffen und kann nun seinen Aufgaben nicht mehr gerecht werden *(Folie 7)*. Die Bänder können einerseits durch die lang anhaltenden oder immer wiederkehrenden Schwellungen so überdehnt sein, dass sie ihrer Funktion des „Haltens" des Gelenkes in der jeweiligen Achsenstellung nicht mehr gerecht werden können und das Gelenk instabil wird.

Andererseits können die Bänder durch lange Ruhigstellung (aufgrund der Schmerzen) stark verkürzen. Ebenso kann es bei Muskeln und Sehnen zu Verspannungen, Verkürzungen oder auch Erschlaffen aufgrund von Schmerz und Bewegungsmangel kommen. Bei überwiegend bandgeführten Gelenken kann es zu Fehlstellungen kommen, an anderen Gelenken zur eingeschränkten Beweglichkeit.

1.3 Folgen und Merkmale

Mögliche Folgen der Erkrankung (*Folie 10*) können also Veränderungen, Deformitäten und Dysfunktionen am Bewegungsapparat sein. Es kann beispielsweise zu Versteifungen oder Achsenfehlstellungen und somit zu Funktionseinschränkungen kommen.

Mögliche Folgen der Erkrankung:
- Veränderungen am Bewegungsapparat
- Dysfunktionen am Bewegungsapparat
- Deformitäten am Bewegungsapparat

Weitere charakteristische Merkmale *(Folie 10)* sind ein multilokulärer Prozess – d.h. mehrere Gelenke sind betroffen – ein schmerzhafter, schubweise voranschreitender *(s.a. Folie 13)* und chronischer Verlauf, d.h. es ist keine Erkrankung, die akut auftritt und ausheilt, sondern eine andauernde Erkrankung, mit der der Patient leben lernen muss *(s.a. Folie 2)*.

1.4 Statistische Daten

Es erkranken etwa 1-2% der Bevölkerung an der chronischen Polyarthritis, Frauen 3 mal häufiger als Männer und sie tritt meist zwischen dem 20. und 45. Lebensjahr auf (*Folie 11*).

1.5 Ursachen

Die Ursachen der chronischen Polyarthritis (*Folie 12*) sind noch nicht komplett erforscht. Fakt ist jedoch, dass sowohl eine Störung im Immunsystem (körpereigenes Abwehrsystem) als auch eine familiäre Häufung des Auftretens der Erkrankung besteht. Weitere Faktoren wie z.B. Kälte, Nässe oder auch Arbeitsbedingungen und Stress sind sicher keine Ursachen, haben jedoch auf den Verlauf der Erkrankung einen gewissen Einfluss.

Ursachen
Wissenschaftlich belegt sind zwei Ursachen:
- eine erbliche Veranlagung
- eine Störung im Immunsystem

1.6 Verlauf

Der Verlauf *(Folie 13)* ist häufig schubweise, gelegentlich langsam fortschreitend, selten jedoch auch schnell fortschreitend. Die Verlaufsform kann nicht vorhergesagt werden. Die Entzündung kann ruhen, scheinbar vorübergehend zum Stillstand kommen und unterschiedlich stark wieder aufflammen.

Der Verlauf ist bei jedem Patienten anders und kann nicht mit Sicherheit vorhergesagt werden.

1.7 Vorzeichen und Vorfeldsymptome

Häufig beginnt die Erkrankung *(Folie 14)* mit Schmerzen sowohl in den Fingergrundgelenken (meist Dig II und III) als auch in den Zehengrundgelenken, oder aber auch im Kiefergelenk. Sehnenscheidenentzündungen und Schmerzen am caput ulnae (Ellenköpfchen) treten häufig zu den vorher erwähnten Gelenkschmerzen auf.

Miteinhergehend sind Müdigkeit und ein allgemeines Krankheitsgefühl, wie Appetitlosigkeit, Schlappheit, Antriebslosigkeit, evtl. sogar Gewichtsabnahme.

Zusätzlich zu den allgemeinen Symptomen *(s.a. Folie 8)* wie Schmerz, Rötung, Überwärmung und Schwellung der Gelenke gelten folgende Kriterien, um die Diagnose zu sichern.

1.8 Diagnose

A.R.A.-Kriterien (Kriterien der American Rheumatism Association) sind *(Folie 15)*:
- Morgensteifigkeit der Gelenke
  (wenigstens 6 Wochen feststellbar und mindestens 1 Std. andauernd)

- Schwellungen in mindestens 3 verschiedenen Gelenkregionen (gleichzeitig über wenigstens 6 Wochen feststellbar)
- Schwellungen von Hand- und Fingergelenken (wenigstens 6 Wochen in einer Gelenkregion, d.h. Handgelenke, Fingergrundgelenke oder Fingermittelgelenke)
- meist symmetrische Schwellungen (gleichzeitiger symmetrischer Befall)
- subkutane Knoten (unter der Haut liegende Knoten evtl. über knöchernen Erhebungen oder im Sehnenbereich)
- Rheumafaktor (im Blut)
- röntgenologisch nachweisbare Veränderungen an den Händen (gelenknahe Demineralisationszeichen an den befallenen Gelenken)

Die Diagnose chronische Polyarthritis gilt bei Vorliegen von mindestens 4 dieser 7 Kriterien als gesichert.

1.9 Therapiemöglichkeiten

Die Therapiemöglichkeiten bei der chronischen Polyarthritis (*Folie 16*) sind vielfältig und müssen in der Wahl und in ihrem Ausmaß speziell auf den Zustand der Erkrankung und auf die individuelle Situation des Patienten abgestimmt werden.

Hinsichtlich der Medikation *(Folie 17)* soll hier nur ein kleiner Überblick der verschiedenen Medikamentengruppen und deren Wirkungsweise gegeben werden. Es besteht kein Anspruch auf Vollständigkeit, es gibt immer wieder neue Medikamente, Anwendungsmöglichkeiten oder neue Kombinationsmöglichkeiten, die erfolgversprechend sind. Wichtig ist es zu erwähnen, dass die medikamentöse Behandlung aufgrund der verschiedenen Kombinationsmöglichkeiten und evtl. auftretenden Nebenwirkungen eine enge Zusammenarbeit zwischen Patienten und Facharzt erfordert.

In erster Linie werden bei der chronischen Polyarthritis Medikamente aus folgenden drei Medikamentengruppen eingesetzt:

- nichtsteroidale Antirheumatika (Schmerzmittel)
- Kortikoide (Entzündungshemmer)
- Basistherapeutika (Herabsetzung der Krankheitsaktivität)

Nichtsteroidale Antirheumatika (kortisonfreie Entzündungshemmer) wirken sowohl schmerz- als auch entzündungshemmend. Allerdings beeinflussen sie den langfristigen Krankheitsverlauf nicht.

Kortikoide (entzündungshemmende Medikamente) wirken viel stärker entzündungshemmend als die kortisonfreien Medikamente.

Folgendes sollte der Patient dabei beachten:

- Sie sollten nur mit Absprache des jeweiligen Arztes ein- oder abgesetzt werden (nie plötzlich absetzen).
- Die Höhe der Dosierung und die Dauer sind ganz entscheidend hinsichtlich der Nebenwirkungen.

Allerdings hat auch die Kortisontherapie keinen Einfluss auf den langfristigen Krankheitsverlauf.

Basismedikamente beeinflussen im Gegensatz zu den beiden zuvor erwähnten Gruppen den Krankheitsverlauf günstig, d.h. die Krankheitsaktivität soll damit herabgesetzt werden, evtl. sogar zum Stillstand kommen.

Da auch die Operation eines betroffenen Gelenkes durchaus eine Möglichkeit darstellt, die Situation des Gelenkes bzw. die Gesamtsituation des Patienten zu verbessern, sollen hier vier Beispiele erwähnt werden (*Folie 18*).

Eine Synovektomie ist eine Entfernung der Gelenkinnenhaut (teilweise oder vollständig), eine Radiosynoviorthese ist die Verödung der Gelenkinnenhaut. Die Totalendoprothese ist der künstliche Gelenkersatz, die Arthrodese eine Gelenkversteifung. Das solche Eingriffe eine gründliche Information und auch Vorbereitung des Patienten (z.B. durch krankengymnastische Behandlung vor und nach OP) erfordern, versteht sich von selbst.

Die Operation eines betroffenen Gelenkes kann zwar eine funktionelle Verbesserung des Patienten erwirken, jedoch den Verlauf der Erkrankung nicht beeinflussen.

Physiotherapie (*Folie 19*) ist bei der Behandlung von Patienten mit chronischer Polyarthritis unerlässlich.

Zielsetzungen sind:

- Schmerzlinderung
- Erhalt und Verbesserung des Bewegungsausmaßes
- Erhalt und Verbesserung der Muskelkraft
- Vermeidung von Fehlstellungen

Eingesetzt werden leichte Wärme, jedoch am akut entzündeten Gelenk eher Kälte und je nach Beschaffenheit der Gelenke Übungen mit unterschiedlichem Belastungsgrad (z.B. Trockengymnastik, Wassergymnastik oder Schlingentisch).

Da die chronische Polyarthritis eine Erkrankung ist, mit der der Patient „leben lernen muss", ist die psychotherapeutische Begleitung (*Folie 20*) (je nach Patient kurzfristig oder auch länger andauernd) hilfreich, sinnvoll oder auch notwendig. Hier wird der Schwerpunkt vor allen Dingen bei der Schmerzbewältigung aber auch bei der Verarbeitung des Krankheitsbildes im Alltag gesetzt.

2 Ergotherapeutische Behandlung (Folien 21-48)

2.1 Begriffserklärung

Der Begriff „Ergotherapie" *(Folie 21)* kommt aus dem Griechischen und kann vielfältig übersetzt werden. Die Begriffe Tat, Werk, Arbeit, Aktivität und Leistung geben umfassend die Berufsinhalte wieder. Neben „Occupational Therapy" ist Ergotherapie die international übliche Bezeichnung für dieses Berufsbild.

2.2 Zielsetzung und Schwerpunkte

Wie in allen anderen Bereichen ist auch in der Rheumatologie die größtmögliche Selbstständigkeit des Patienten im Alltag die Zielsetzung der ergotherapeutischen Behandlung *(Folie 22)*, d.h. im Berufsleben, im häuslichen Bereich (Haushalt, Haus und Garten) und auch in der Freizeit.

Erster Schwerpunkt bzw. oberstes Prinzip der Behandlung *(Folie 23)* ist die Information des Patienten hinsichtlich des Gelenkschutzes. Hier lernt der Patient sowohl was im entzündeten Gelenk passiert als auch die daraus resultierenden Gelenkschutzregeln. Darauf aufbauende Schwerpunkte sind die adäquate Hilfsmittelversorgung inklusive der Schienen- bzw. Orthesenversorgung, bzw. wenn nötig das Selbsthilfetraining und/oder die motorisch-funktionelle Therapie.

2.3 Schwerpunkte der ergotherapeutischen Behandlung

- Gelenkschutzberatung
- Hilfsmittelversorgung
- Schienen- bzw. Orthesenversorgung, Bandagen oder Tapes
- Selbsthilfetraining
- Motorisch-funktionelle Therapie

2.4 Ergotherapeutisches Konzept

Die ergotherapeutische Behandlung *(Folie 24)* ist abhängig von

- dem aktuellen Zustand der Erkrankung (ist der Patient gerade in einer Schubsituation?, wie lange hat er die Erkrankung schon?)

- dem jeweiligen Stadium der Gelenke (bestehen schon Fehlstellungen?) (siehe auch *Folie 26, 27 u. 28*)
- und vor allen Dingen der individuellen sozialen Situation des Patienten (in welcher Phase der Verarbeitung befindet sich der Patient?, steht er noch im Berufsleben?, hat er Angehörige, für die er sorgen muss oder aber von denen er Hilfe erwarten kann?)

Alles dieses sind nur einige Beispiele, die für einen absolut individuellen Behandlungsverlauf in der Ergotherapie sprechen.

Grundsätzlich kann man zwei Konzepte unterscheiden *(Folie 25)*:
Zum einen die **präventive Therapie**, d.h. der Patient befindet sich am Beginn der Erkrankung, hat keine oder nur leicht beginnende Fehlstellungen, der Zustand der Gelenke beträgt evtl. Grad I (nach Seyfried*), und er ist (außer im akuten Schub) selbstständig. Hier liegt der Schwerpunkt auf jeden Fall in der Prophylaxe, d.h. Information, Wissensvermittlung und vorbeugendes ergonomisches „Arbeiten" sind erste Grundlage der Behandlung.

Im Gegensatz dazu geht es in der **rehabilitativen Therapie** *(Folie 25)* um einen Patienten mit schon länger andauernder Erkrankung, mit erheblichen Fehlstellungen und Schwierigkeiten, den Alltag selbstständig zu bewältigen. Hier geht es um die Kompensation verloren gegangener Fähigkeiten. Natürlich gehört auch da die Schulung dazu, der Therapeut sollte jedoch mit Fingerspitzengefühl vorgehen, da ab Stadium III (nach Seyfried) die Fehlstellung vom Patienten selbst nicht mehr korrigiert werden kann.

Das ergotherapeutische Konzept hat verschiedene Ansätze:
Frühphase – präventive Therapie
Spätphase – rehabilitative Therapie

2.5 Funktionelle Einteilung der Gelenke

Die motorisch-funktionelle Behandlung der einzelnen Gelenke ist abhängig von dem Grad der Gelenkschädigung. So gibt es verschiedene Stadieneinteilungen nach Seyfried *(Folie 26, 27, 28)*. Diese Stadieneinteilung gibt Auskunft über den jeweiligen Zustand des Gelenkes. Das ist für die Therapie sehr wichtig, da die Behandlungsschwerpunkte in jedem Stadium unterschiedlich sind, sie beziehen sich also auf das jeweilige Stadium des erkrankten Gelenkes.

2.6 Gelenkschutz

Wie eingangs schon erwähnt, ist der **Gelenkschutz** *(Folie 29)*, auch Gelenkschule genannt (vgl. z.B. Rückenschule, die schon weitaus bekannter ist), individuell auf die Situation des Patienten abgestimmt. Eine Gelenkschutzberatung ist der erste Schritt der Behandlung und sollte daher gleich zu Beginn der Therapie durchgeführt werden. Der Patient wird dazu angeregt, Wissen und Informationen zu sammeln, nicht nur von Therapeuten, Ärzten oder anderem Fachpersonal, sondern nach Möglichkeit auch von Mitpatienten, so dass er zu einer konstruktiven Mitarbeit fähig ist und selber mit entscheiden kann.

Gelenkschutz heißt, durch belastungsvermindernden Gebrauch der Gelenke und gezielten Einsatz von Hilfsmitteln

- die Gelenkfunktion zu erhalten und
- Gelenkveränderungen vorzubeugen, hinauszuzögern oder zu verhindern.

Der Patient soll über Anatomie und Pathologie des Gelenkes informiert sein, die Aufgaben der einzelnen Strukturen im Gelenk kennen, den Unterschied zwischen muskel- und bandgeführten Gelenken wissen, er soll wissen wie er durch belastungsvermindernden Gebrauch der Gelenke und gezielten Einsatz von Hilfsmitteln die Gelenksfunktion erhalten und Gelenkveränderungen evtl. noch vorbeugen, hinauszögern oder verhindern kann. Da auch die Wirbelsäule *(Folie 30)* aus vielen kleinen Gelenken besteht und evtl. sogar teilweise mitbetroffen sein kann, sollte der Therapeut im Bedarfsfall auch hier eine Parallele ziehen.

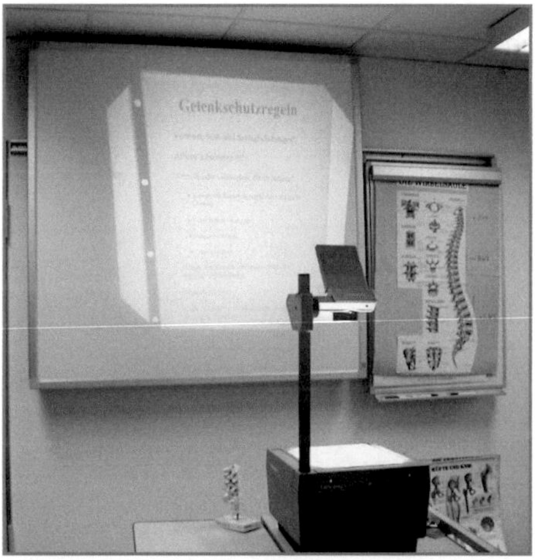

Abbildung 2:
Patientenschulung

Gelenkschutzregeln *(Folie 31)*

Die einzelnen Strukturen des Gelenkes werden im Zuge der Erkrankung entweder nicht mehr ausreichend ernährt oder sind überbelastet. Daher sollten sie nach

Möglichkeit im Alltag durch Berücksichtigung der Gelenkschutzregeln durch eine ergonomische Umgangsweise geschützt werden.

- Vermeide Stoß- und Schlagbewegungen, aber auch Erschütterungen in den Gelenken!

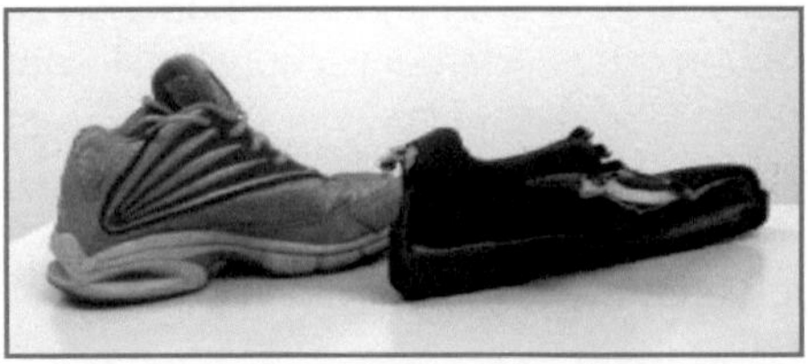

Abbildung 3:
Abdämmen von Stoß, Schlag und Vibrationen (hier am Beispiel Schuhversorgung)

Da die Knorpelflächen der Gelenke durch die Erkrankung angegriffen, d.h. nicht mehr so widerstandsfähig sind, sollten sie in erster Linie vor Stoß, Schlag, Vibrationen und Erschütterungen geschützt werden.

Der Knorpel, in diesem Fall der Stoßdämpfer im Gelenk, sollte mit entsprechenden Materialien unterstützt werden (Beispiel: Dämpfungssohle im Schuh, entsprechend abgepolsterte Werkzeuge oder Geräte wie Hammer, Hacke, Fahrradlenker o. Rasenmäher), oder Stoß- und Schlagbewegungen sollten grundsätzlich vermieden werden (Beispiel: keine Ballsportarten, dafür lieber gelenkentlastende Sportarten, wie z.B. Schwimmen).

- Arbeite achsengerecht!

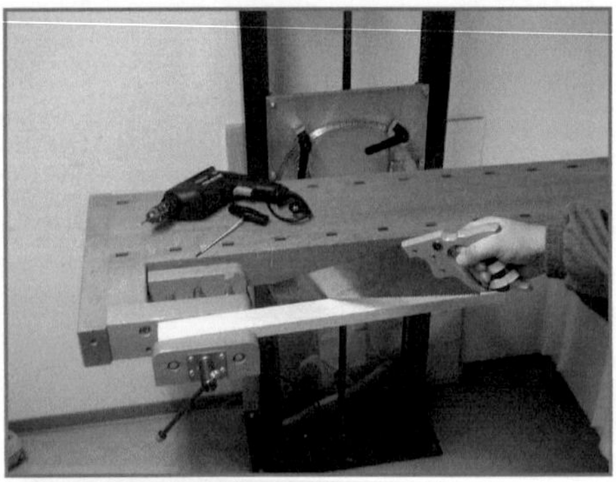

Abbildung 4:
Geräte und Werkzeuge, die achsengerechtes Arbeiten im Handgelenk ermöglichen

Die Bänder sind im Zuge der Erkrankung sehr belastet, d.h. sie sind entweder durch zu wenig Bewegung verkürzt (verursacht durch dauernde Schmerzen) oder aber durch die andauernde oder immer wiederkehrende Entzündung überdehnt. Da gerade an bandgeführten Gelenken, wie z.B. am Handgelenk, keine Muskulatur auftrainiert werden kann, die das Gelenk bei Belastung stabilisiert und unterstützt, muss speziell bei diesen Gelenken (möglichst aber auch bei anderen) auf achsengerechtes Arbeiten geachtet werden.

Sinnvoll sind daher alle Geräte und Werkzeuge, die das Arbeiten mit geraden Handgelenken ermöglichen (z.B.: Fuchsschwanz, Bügelsäge, Akku-Schrauber, ...) oder Zusatzgriffe, die an anderen Werkzeugen angebracht werden können.

Jegliches Abknicken des Handgelenkes sollte auf jeden Fall vermieden werden.

▶ Verteile oder vermindere die Belastung!

Da durch die Erkrankung sowohl Knorpel (als Schutz vor Belastung der Gelenkflächen) als auch Bänder sehr in Mitleidenschaft gezogen sind, sollte die Belastung insgesamt auf ein Mindestmaß reduziert werden.

Belastung kann sowohl durch Druck (z.B. beim Arbeiten, Greifen) als auch durch Gewicht (eigenes oder zusätzliches) auf die betroffenen Gelenke entstehen.

Dinge, die sehr klein gefasst werden müssen (z.B.: Zahnbürste, Nagelfeile, kleines Messer, Schäler, Nadeln, ...), belasten die Gelenke weitaus mehr, als Dinge mit dickeren Griffen. Hier wird die Belastung auf mehrere Gelenke verteilt, d.h. pro Gelenk ist die Belastung dann geringer.

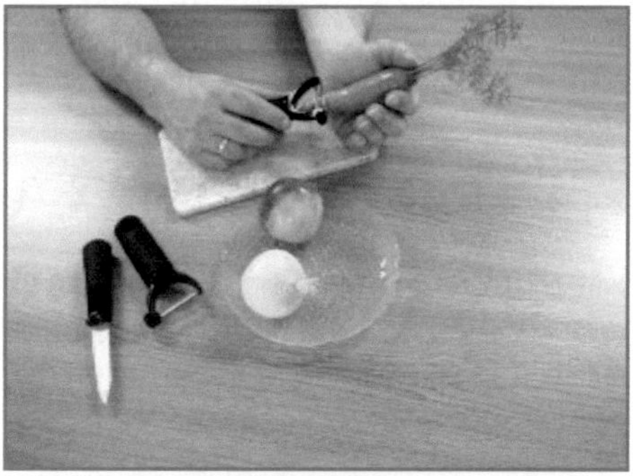

Abbildung 5:
Verteilung der Belastung, verschiedene Handhabungen von Werkzeugen

Auch kann ein Hebel die Belastung deutlich reduzieren, am besten veranschaulicht dieses der Werkzeugbereich (Maulschlüssel), den man in den Alltagsbereich übertragen (Gläseröffner) kann.

Tragbelastung ist sinnvoll zu verteilen, nach Möglichkeit sollte die Belastung auf beide Hände verteilt oder aber körpernahes Tragen bevorzugt werden.

▶ Arbeite dynamisch – vermeide statische Arbeit!

Dynamisches Arbeiten meint Arbeitsvorgänge mit vielen, möglichst verschiedenen Bewegungen, so z.B. Arbeiten im „Rund-um-Prinzip". Gleichförmige Tätigkeit belastet immer die gleichen Gelenke, viele verschiedene Tätigkeiten und Bewegungen haben auch wechselnde Belastung zur Folge. Haltearbeit und einseitige Arbeit ist extrem gelenkbelastend.

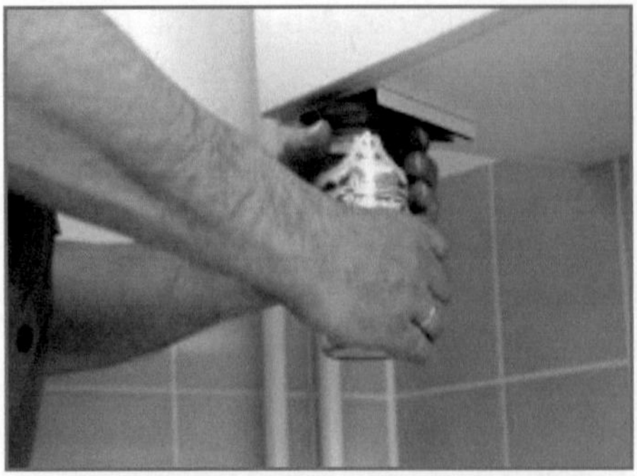

Abbildung 6:
Achsengerechtes Arbeiten und Verteilung der Belastung (hier am Beispiel Glas öffnen)

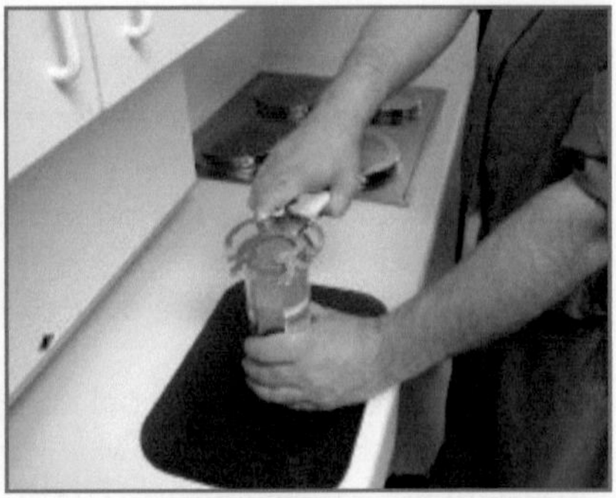

Abbildung 7:
Hebelwirkung einsetzen

▶ Setze Helfer ein!

Hilfsmittel im eigentlichen Sinne sollten kompensatorisch eingesetzt werden (siehe auch *Folie 32* und weitere). In diesem Sinne sind in erster Linie prophylaktische Hilfsmittel gemeint. Der Begriff „ergonomische Werkzeuge" trifft den Einsatz der Hilfsmittel hier viel besser.

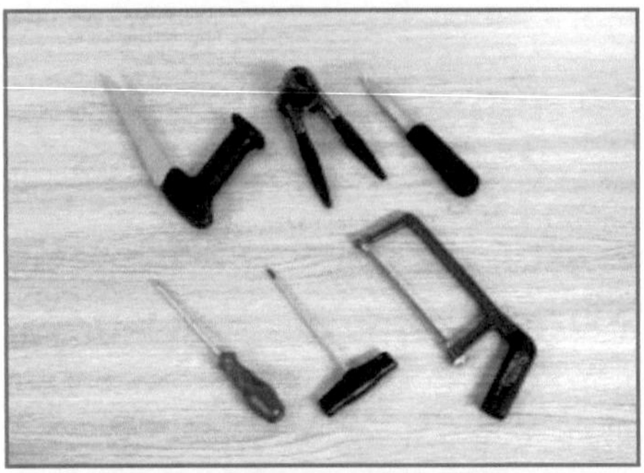

Abbildung 8:
Achsengerechtes Arbeiten, Verteilung der Belastung verschiedene Werkzeuge

▶ Finde das eigene Gleichgewicht zwischen Ruhe und Aktivität!

Dem Patienten sollen die Folgen von zu viel Ruhe (geringe Beweglichkeit, wenig Kraft, Fehlstellungen, Unselbstständigkeit), aber auch von zu viel Aktivität/Belastung (Schmerzen, Ermüdung, Überlastung, Zunahme der Entzündung, Fehlstellungen) aufgezeigt werden. Auch hier ist wieder eine individuelle Lösung vom Patienten selbst zu finden.

2.7 Hilfsmittelversorgung

Zielsetzungen der Hilfsmittelversorgung *(Folie 32)* können je nach individueller Situation des Patienten sein:

- Kompensation verlorener Funktionen
  (Beispiel 1: Schultersteife = langer verlängerter Kamm)
- Unterstützung geminderter oder unzureichender Funktionen
  (Beispiel 2: ungenügende Greiffunktion = Griffverdickung)
- Nutzung von Restfunktionen
  (Beispiel 3: Schulterteilsteife = kurzer verlängerter Kamm)
- Vorbeugen, Verzögern, Verhindern von Fehlhaltungen und Fehlstellungen
  (Beispiel 4 = Einsatz von ergonomischem Werkzeug)

Man unterscheidet zwischen **prophylaktischen** und **kompensatorischen** Hilfsmitteln *(Folie 33)*, wobei unter prophylaktischen Hilfsmitteln die ergonomischen Werkzeuge zu sehen sind. Bei der Versorgung mit kompensatorischen Hilfsmitteln ist die individuelle Anpassung an das vorhandene Bewegungsausmaß des Patienten wichtig, um die Beweglichkeit nicht weiter einzuschränken (siehe Beispiel 1,2,3 oben).

Hilfsmittelversorgung kann in allen Bereichen des täglichen Lebens vorkommen *(Folie 34)*:

Hilfen im Bad- und Hygienebereich:

- Griffadaptionen um Zahnbürste (prophylaktisch u. kompensatorisch)
- Griffadaptionen um Nagelfeile (prophylaktisch u. kompensatorisch)
- Wasserhahnöffner (prophylaktisch u. kompensatorisch)
- verlängerter Kamm (kompensatorisch)
- verlängerte Bürste (kompensatorisch)
- verlängerter Waschlappen (kompensatorisch)
- usw.

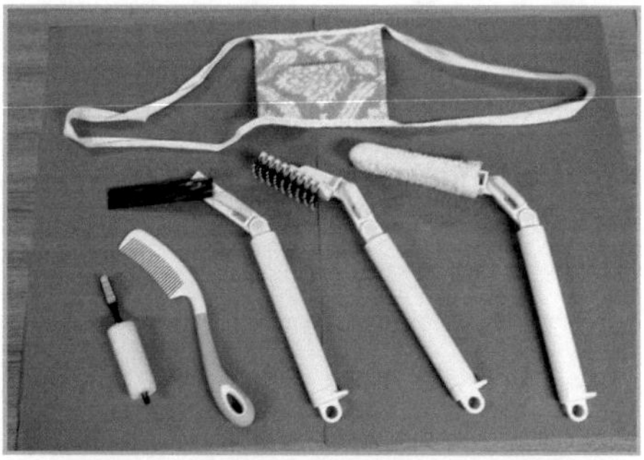

Abbildung 9:
Hilfsmittel aus dem Hygienebereich

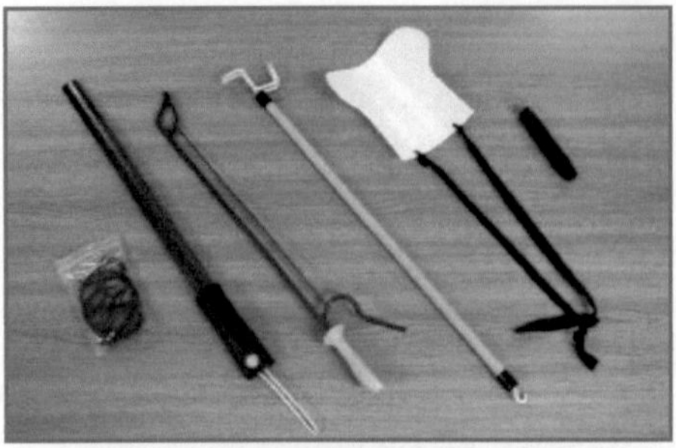

Abbildung 10:
Hilfsmittel aus dem Bereich An- und Ausziehen

Hilfen beim An- und Ausziehen:
- verlängerter Schuhanzieher (kompensatorisch)
- verlängerter Strumpfanzieher (kompensatorisch)
- elastische Schnürsenkel (kompensatorisch)
- Knopfhilfe (kompensatorisch)
- usw.

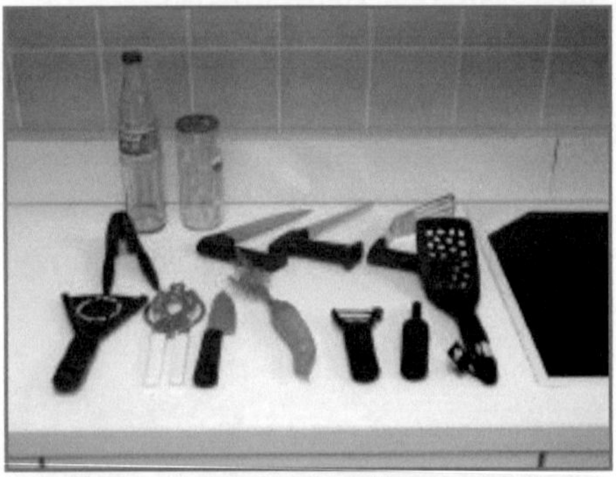

Abbildung 11:
Ergonomische Werkzeuge aus dem Küchenbereich

Hilfen in Küche und Haushalt:
- Gläseröffner (prophylaktisch u. kompensatorisch)
- Fuchsschwanzmesser (prophylaktisch u. kompensatorisch)
- elektrische Geräte (prophylaktisch u. kompensatorisch)
- rutschfeste Folie (prophylaktisch u. kompensatorisch)
- usw.

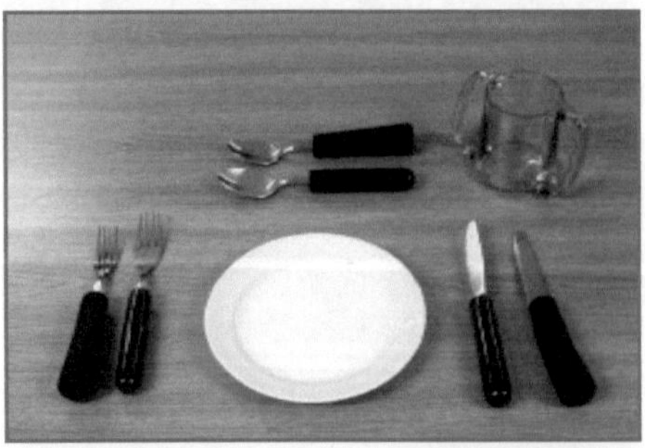

Abbildung 12:
Verschiedene ergonomische Bestecke

Hilfen beim Essen und Trinken:
- verdicktes Besteck (prophylaktisch u. kompensatorisch)
- größere Becher statt kleine Tassen (prophylaktisch u. kompensatorisch)
- speziell angepasstes Besteck (kompensatorisch)
- usw.

Hilfen beim Stehen und Sitzen:
- Stehstützstuhl/Stehhilfe (prophylaktisch u. kompensatorisch)
- Keilkissen (prophylaktisch u. kompensatorisch)
- Lordosekissen (prophylaktisch u. kompensatorisch)
- usw.

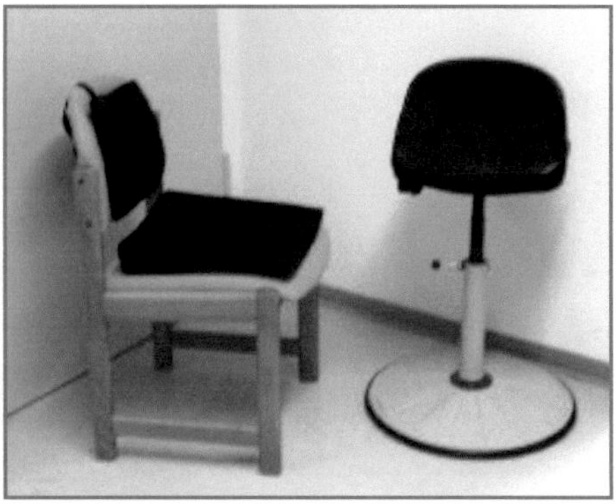

Abbildung 13:
Keilkissen, Lordosekissen und Stehstützstuhl (Stehhilfe)

Hilfen im Bereich Mobilität:
- Gehstock (prophylaktisch u. kompensatorisch)
- Gehhilfe (kompensatorisch)
- Gehwagen (kompensatorisch)
- usw.

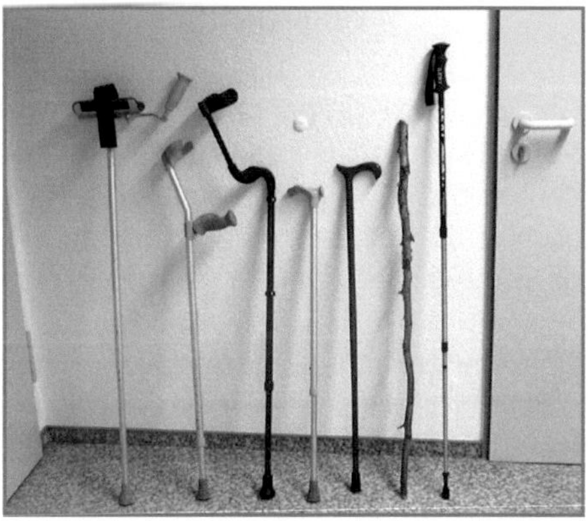

Abbildung 14:
Verschiedene Gehhilfen (Unterarmschalen, anatomischer Handgriff, Federung u.a.)

Hilfen im Beruf:
- Schuhe mit Dämpfungssystem (prophylaktisch u. kompensatorisch)
- ergonomische Werkzeuge (prophylaktisch u. kompensatorisch)
- Zusatzgriffe an Werkzeugen (prophylaktisch u. kompensatorisch)
- Griffadaptionen an Werkzeugen (prophylaktisch u. kompensatorisch)
- ergonomische Arbeitsplatzgestaltung (prophylaktisch u. kompensatorisch)
- usw.

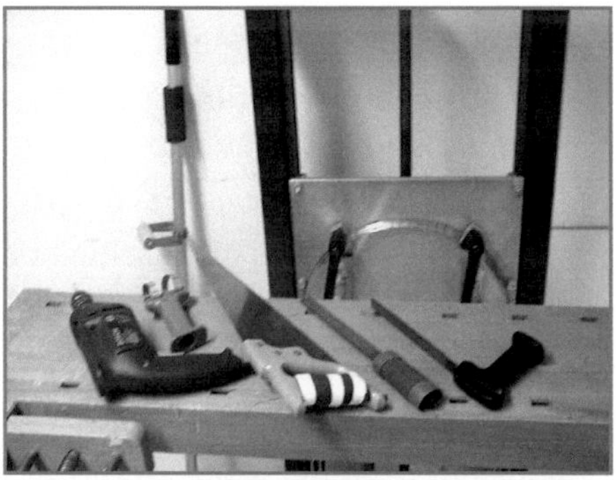

Abbildung 15:
Ergonomische Werkzeuge und Zusatzgriffe

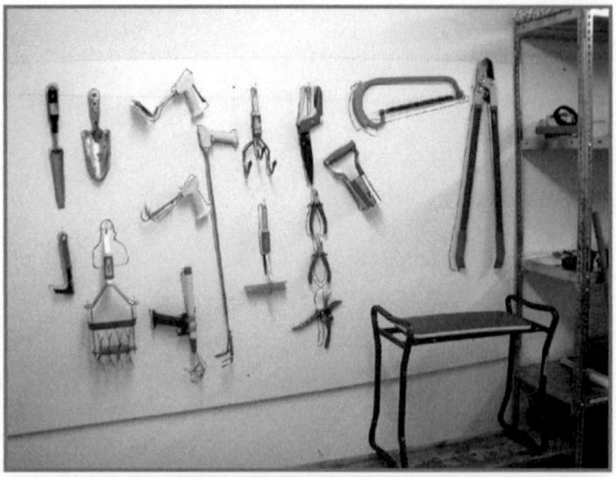

Abbildung 16:
Ergonomische Werkzeuge im Gartenbereich

Hilfen im Garten und Freizeitbereich:
- Gartengeräte mit Zusatzgriff (prophylaktisch u. kompensatorisch)
- Hobbywerkzeuge mit Griffadaption (prophylaktisch u. kompensatorisch)
- Sportschuhe mit Dämpfungssystem (prophylaktisch u. kompensatorisch)
- ergonomische Fahrradgriffe (prophylaktisch u. kompensatorisch)
- usw.

Grundsätzlich gilt bei der Hilfsmittelversorgung *(Folie 35)*:
So viel wie nötig – so wenig wie möglich. Dieses ist jedoch nur auf die kompensatorische Versorgung mit Hilfsmitteln zu beziehen, ergonomische Werkzeuge und Geräte sollten zur Entlastung der Gelenke von jedem Patienten ab sofort in größtmöglichem Umfang eingesetzt werden.

Eine weitere Einteilungsmöglichkeit bietet die Einteilung in körpernahe und körperferne Hilfsmittelversorgung *(Folie 36)*, wobei die körperferne Hilfsmittelversorgung weitestgehend im oberen Abschnitt erwähnt worden ist. Die körpernahe Hilfsmittelversorgung *(Folie 37)* beinhaltet alle Hilfsmittel, die direkt am Körper getragen werden, wie z.B. Schienen an der Hand oder Einlagen am Fuß.

2.8 Schienenversorgung

Bei der **Schienenversorgung** *(Folie 38)* unterscheidet man zwischen Lagerungsschiene, Funktionsschiene und Übungsschiene.

Die Lagerungsschiene *(Folie 39)* dient in erster Linie der Schmerzlinderung; Zielsetzung kann aber auch gleichzeitig Kontrakturenprophylaxe und der Erhalt der Funktionsstellung sein. Eine Lagerungsschiene wird nachts oder zur vorübergehenden Ruhigstellung tagsüber getragen.

Die Funktionsschiene *(Folie 40)* dient der Stabilisierung des Gelenkes (z.B. Handgelenk) bei der Ausführung einer Tätigkeit. Zielsetzungen sind hier Schmerzlinderung, Kontrakturprophylaxe, Verhindern von Fehlstellungen und die Unterstützung der Bänder.

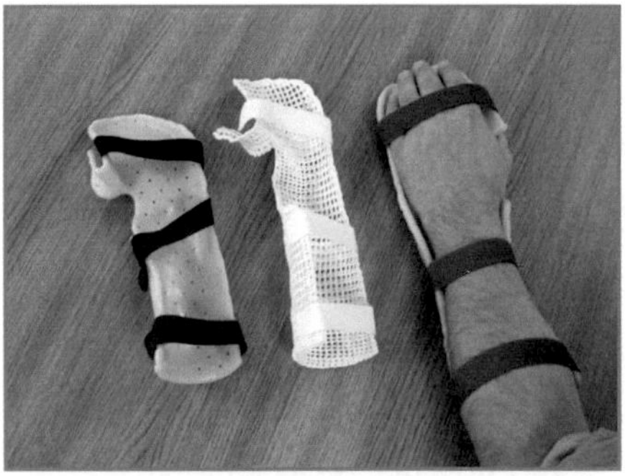

Abbildung 17:
Lagerungsschienen

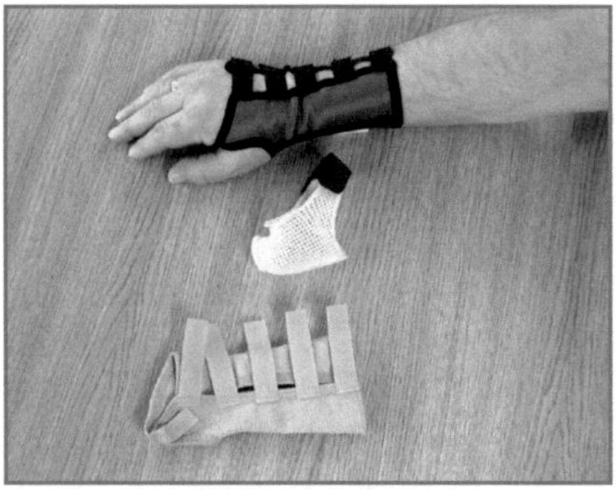

Abbildung 18:
Funktionsschienen

Eine Schienenversorgung dient:

- der Schmerzlinderung
- der Kontrakturenprophylaxe
- der Vorbeugung von Fehlstellungen
- der Unterstützung des Bandapparates

Übungsschienen (synonym Quengelschienen) *(Folie 41)* werden zur allmählichen Dehnung verkürzter Weichteile eingesetzt. Diese Schienen werden kurzfristig, aber regelmäßig getragen.

Auch bei der Schienenversorgung ist es wichtig, eine Überversorgung zu vermeiden, also Prioritäten zu setzen. Die Versorgung mit Schienen muss immer individuell und patientengerecht erfolgen.

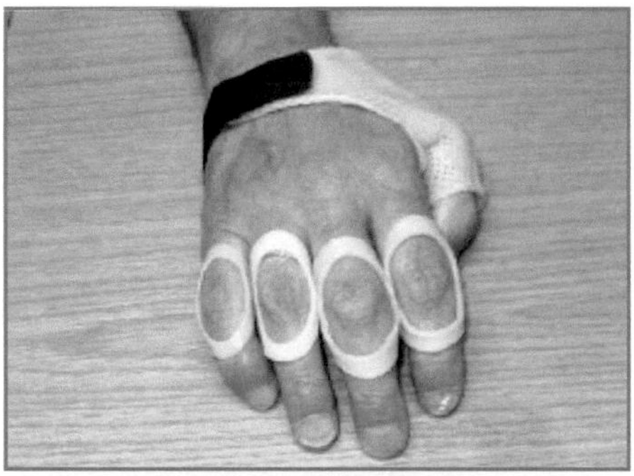

Abbildung 19:
Hand mit Daumensplint und Schwanenhalsringen

Bei der Befundaufnahme wird geklärt, wie lange die Fehlstellung schon besteht, ob sie weiter fortschreitet und inwieweit die Fehlstellung die Funktionsfähigkeit einschränkt. Wichtig ist die Motivation der Patienten und die Akzeptanz der Versorgung durch den Patienten. Es ist für Funktionalität und Alltagstauglichkeit der Schiene Sorge zu tragen.

2.9 Selbsthilfetraining

Das **Selbsthilfetraining** *(Folie 42 und 43)* ist ein individuell auf den Patienten abgestimmtes Programm, in dem der Patient lernt, seine Schwierigkeiten im Alltag durch Trickbewegungen, Einsatz von adäquaten Hilfsmitteln oder auch durch das Tragen von Schienen zu bewältigen.

Das Selbsthilfetraining umfasst:

- das Erlernen von Trickbewegungen
- den adäquaten Einsatz von Hilfsmitteln
- das Tragen von Schienen bei der Ausführung der verschiedenen Tätigkeiten

---

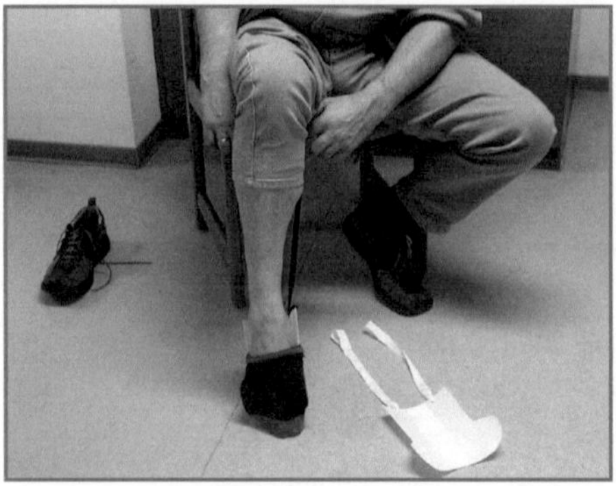

Selbsthilfetraining bedeutet ein Training mit Patienten, die schon Schwierigkeiten im Alltag haben, oft auch schon bei den grundlegendsten Dingen, wie z.B. beim An- und Ausziehen, aber evtl. auch im Beruf oder Freizeitbereich *(Folie 44)*.

Abbildung 20:
Selbsthilfetraining

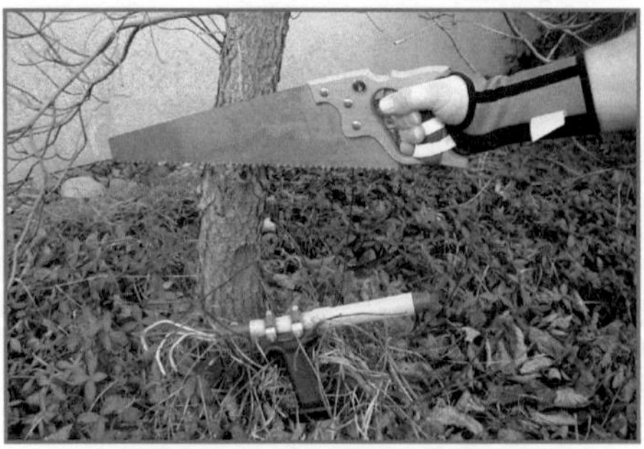

Abbildung 21:
Arbeiten mit Orthesen und ergonomischen Werkzeugen

Abbildung 22:
Patientin mit Subluxation in den MCP-Gelenken, Schwanenhals-deformitäten und beginnender Ulnardeviation (versorgt mit Schwanenhalsschienen in Funktion beim Geschirr abtrocknen)

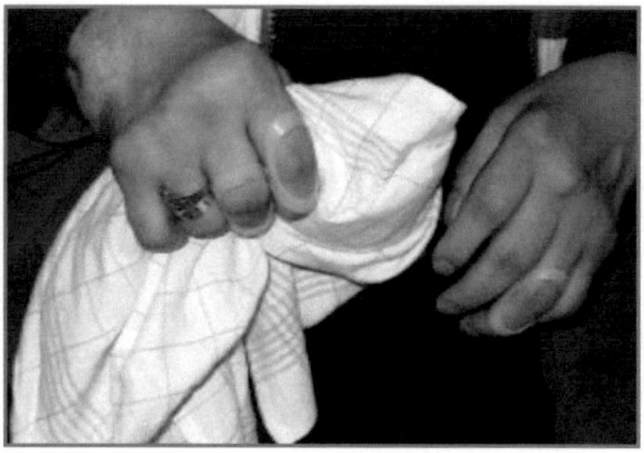

2.10 Motorisch-funktionelle Therapie

Ziele:

- Erhalt bzw. Vergrößerung des Bewegungsausmaßes
- Erhalt bzw. Verbesserung der Muskelkraft
- Umsetzung von Gelenkschutzprinzipien in die Praxis
- Erlernen des Umgangs mit Hilfsmitteln (bei Bedarf)
- Trainieren des Tragens von Funktionsschienen (bei Bedarf)

Die motorisch-funktionelle Therapie *(Folie 45, 46, 47)* dient der Umsetzung der Gelenkschutzprinzipien in die Praxis, des Erlernens des Umgangs mit ergonomischen Werkzeugen und Geräten auch mit Patienten die „noch" keine Schwierigkeiten im Alltag haben.

Der Erhalt bzw. die Vergrößerung des Bewegungsausmaßes und der Muskelkraft sind parallel zur Physiotherapie weitere Zielsetzungen. Es können verschiedene Geräte, Techniken und Medien angewandt werden, auf jeden Fall zu bevorzugen sind jedoch Gebrauchsbewegungen aus dem individuellen Alltag des Patienten.

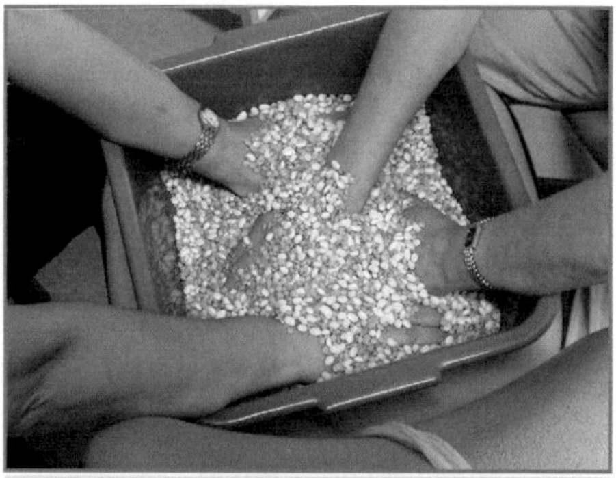

Abbildung 23:
Eiserbsen zum Kühlen (vor oder nach der motorisch-funktionellen Therapie)

Die motorisch-funktionelle Behandlung umfasst ebenso passive und aktive Gelenkübungen. Passive Gelenkübungen – z.B. Traktion und

Retraktion – sind angebracht, wenn die Gelenkkapsel verklebt oder die Sehnen verkürzt sind. Aktive Übungen dienen der Muskelkräftigung und der praktischen Umsetzung des Erlernten.

2.11 Zusammenfassung der Behandlung

Abschließend wird als Zusammenfassung der ergotherapeutischen Behandlung von Patienten mit chronischer Polyarthritis ein möglicher Behandlungsverlauf vorgestellt *(Folie 48)*.

Um eine individuell auf den Patienten abgestimmte Therapie zu erarbeiten, ist sowohl eine Befundaufnahme der körperlichen Situation vorzunehmen als auch die soziale Situation des Patienten zu klären, d.h. Sozialanamnese und berufliche Anamnese bestimmen die Zielsetzung der Therapie mit.

Bei der körperlichen Befunderhebung wird festgestellt, welche Gelenke betroffen sind, in welchem Stadium sich die Erkrankung befindet und welche Probleme daraus resultieren.

Anschließend erfolgt eine gemeinsame Therapieplanung. Patient und Therapeut erarbeiten vorerst anhand von Schwerpunkten eine möglichst realistische Zielsetzung der Therapie.

Daraufhin wird der Patient hinsichtlich Anatomie und Pathologie des Gelenkes und der Möglichkeit des Gelenkschutzes im Alltag geschult.

Wenn nötig, schließt sich dann eine Versorgung mit körpernahen und körperfernen Hilfsmitteln, auf jeden Fall aber eine prophylaktische Versorgung mit ergonomischen Werkzeugen oder Geräten an.

Zu diesem Zeitpunkt sollte, wenn dies als nötig erachtet wird, ein Selbsthilfetraining stattfinden.

In der motorisch-funktionellen Therapie wird das Erlernte in die Praxis umgesetzt, der Gebrauch von ergonomischen Geräten und Werkzeugen in möglichst vielen Bereichen aus dem individuellen Alltag des Patienten geübt. Des Weiteren können passive und aktive Bewegungsübungen unter Berücksichtigung des Gelenkschutzes durchgeführt werden.

3 Fallbeispiele (Folien 49-52)

Im Folgenden werden zwei konkrete Fallbeispiele und mögliche Behandlungsansätze in der ergotherapeutischen Behandlung vorgestellt. Es handelt sich dabei um typische Verlaufsformen der chronischen Polyarthritis.

Die *Folien 49-52* zeigen ein mögliches Verordnungsschema für die ergotherapeutische Behandlung, das so z.B. in Reha-Kliniken eingesetzt werden kann. Diese Folien werden als „Patientenkarte" vorgestellt. Die *Folien 49 und 50* sind gedacht, um sie z.B. während des Vortrages auszufüllen, in *Folie 51 und 52* werden stichpunktartig die wichtigsten Punkte, die für die ergotherapeutische Behandlung relevant sind, aufgeführt.

3.1 Fallbeispiel 1

3.1.1 Vorstellung

Herr S., 43 Jahre

Diagnose : chronische Polyarthritis (seit 1 Jahr diagnostiziert)
Medikation: seit 1 Jahr hochdosiert Kortison
Basismedikation aufgrund von Nebenwirkungen vor kurzem abgesetzt

3.1.2 Befundaufnahme

Soziale Situation:

Herr S. ist verheiratet und hat zwei kleine Kinder (1 und 3 Jahre alt). Seine Frau ist gelernte Verkäuferin, jedoch zurzeit nicht berufstätig. Die Familie wohnt im Randgebiet einer Großstadt in einem eigenen Haus, welches sie vor 3 Jahren erworben hat. Herr S. hat früher Fußball gespielt, jetzt jedoch aufgrund der Erkrankung und auch aus Zeitgründen damit aufgehört. Er betrachtet jetzt Haus und Garten als sein Hobby, betätigt sich dort auch gerne handwerklich. Am Wochenende oder wenn Zeit ist, fährt die Familie gerne Fahrrad.

Berufliche Situation:

Herr S. ist gelernter Elektroinstallateur und seit seiner Lehre in der gleichen Firma tätig. Er ist dort zuständig für Reparatur- und Umbauarbeiten (seit 1 Jahr, vorher Neubauten). Die Firma hat 8 Mitarbeiter, Herr S. arbeitet bis auf wenige Ausnahmen immer mit einem Kollegen zusammen. Herr S. benutzt während der Arbeit die üblichen Werkzeuge wie Hammer, Meißel, Schraubendreher, Zangen,

Akku-Schrauber, Bohrmaschine etc. Nach Aussage von Herrn S. besteht in der Firma ein gutes Arbeitsklima und seine Arbeit bereitet ihm Freude.

Klinische Situation:
Herr S. ist zurzeit medikamentös noch nicht gut eingestellt, die Erkrankung ist aktiv, der letzte größere Schub fand vor 3 Wochen statt.

Die wichtigsten körperlichen Befundmerkmale zusammengefasst:
- Handgelenke bds. schmerzhaft, leichte Schwellungen im ECU (Extensor carpi ulnaris) -Sehnenansatz-Bereich, rechts mehr als links
- MCP2 und 3 bds. schmerzhaft, hier Schwellung und Rötung
- Kiefergelenke vor 2 Monaten schmerzhaft, i. A. jedoch beschwerdefrei
- Kniegelenke bds. schmerzhaft, rechts mehr als links
- obere Sprunggelenke bds. schmerzhaft, rechts mehr als links mit einer ausgeprägten Schwellung rechts
- Zehengrundgelenke bds. schmerzhaft

3.1.3 Therapieplanung
- Information über die Erkrankung und die Behandlungsmöglichkeiten (nach Möglichkeit in Form eines Seminars)
- Beratung: Gelenkschutz in Beruf und Alltag
- Schienen-/Orthesenversorgung
- Beratung: Empfehlung zur Einlagenversorgung und Schuhanpassung
- Beratung: Prophylaktische Hilfsmittel bzw. ergonomische Werkzeuge in Alltag und Beruf
- Erprobung von Orthesen und entsprechenden Werkzeugen
- Hilfe zur Krankheitsbewältigung

3.1.4 Behandlungsverlauf
3.1.4.1 Information: Erkrankung und Behandlungsmöglichkeiten
Da die Diagnose „chronische Polyarthritis" bei Herrn S. erst vor einem Jahr gestellt wurde, benötigt er umfassende Informationen über Entstehung und möglichen Verlauf der Erkrankung, Medikation, Therapiemöglichkeiten, Schmerzbewältigung und „Umgang" mit der Erkrankung, da diese Erkrankung ihn sein Leben lang begleiten wird.

Die Erfahrung hat gezeigt, dass die Vermittlung von Wissen in einer Gruppe von Betroffenen unter fachlicher Leitung äußerst effektiv ist. Die Patienten lernen nicht nur von den jeweiligen Anleitern der unterschiedlichen Disziplinen (Ärzte / Therapeuten / Psychologen), sondern auch voneinander aus den jeweiligen eigenen Erfahrungen.

3.1.4.2 Beratung: Gelenkschutz in Beruf und Alltag

Herr S. wird über Anatomie und Pathologie des entzündeten Gelenkes informiert. Das Wissen über die einzelnen Strukturen des Gelenkes und deren jeweiligen Aufgaben ermöglicht es dem Patienten zu erfassen, wie es bei länger andauernden oder immer wiederkehrenden Entzündungen im Gelenk zu Fehlstellungen und/oder anderen Veränderungen kommen kann. Dadurch wird die Grundlage für die Akzeptanz der Gelenkschutzregeln geschaffen. Die Informationen sollten niemals mit „erhobenem Zeigefinger" oder gar angstauslösend vermittelt werden, sondern motivieren und die Eigenverantwortung des Patienten unterstreichen.

3.1.4.3 Schienen-/Orthesenversorgung

Herr S. wird sowohl in seinem Beruf als auch zu Hause (Haus und Garten) weiterhin schwerere Tätigkeiten ausführen müssen/wollen. Da bei Herrn S. beide Handgelenke mitbetroffen sind, ist eine Stabilisierung der Handgelenke sinnvoll.

Handgelenke sowie Sprunggelenke sind eher bandgeführte Gelenke. Daher kann es auch nicht zu Muskelathrophien kommen. Es ist in diesem Fall eine Bewegungseinschränkung zu akzeptieren, um durch eine Orthese mehr Stabilität zu erreichen. Außerdem gewöhnt sich der Patient durch den Hautkontakt mit der Orthese eher daran, nach Möglichkeit das Handgelenk bei Belastung gerade zu halten und so die Bänder nicht zu überdehnen.

Aufgrund der Schwellung im ECU-Sehnenbereich wäre evtl. auch eine feste Handgelenkschiene indiziert. Diese wird jedoch gerade von Patienten mit kurzer Erkrankungsdauer schlecht akzeptiert. Auf Nachfrage bei dem behandelnden Arzt stellte sich jedoch heraus, dass das Ulnaköpfchen von der Erkrankung nicht betroffen ist und Herr S. somit durchaus vorerst eine elastische Orthese tragen kann. Herr S. wurde darauf hingewiesen, dass er, falls der Druck im ECU-Sehnenbereich unangenehm oder sogar schmerzhaft ist, die Orthese dort lockern soll.

Zu einem späteren Zeitpunkt kann sicherlich auch über eine Versorgung mit Orthesen der Sprunggelenke, die Herr S. bei höherer Belastung anlegen sollte (z.B. beim Arbeiten auf unebenen Untergründen, wie z.B. auf Baustellen oder im Garten), nachgedacht werden. Über diese Möglichkeit wurde er ebenfalls schon informiert, so dass er darüber später eigenverantwortlich entscheiden kann.

3.1.4.4 Beratung: Einlagenversorgung und Schuhanpassung

Da bei Herrn S. sowohl Zehengrundgelenke als auch Sprunggelenke mitbetroffen sind, wird eine Einlagenversorgung und Schuhanpassung erfolgen. Durch die Einlage werden sowohl das Längs- als auch das Quergewölbe unterstützt und somit die Zehengrundgelenke entlastet. Zusätzlich muss die Einlage eine Vorfußweichbettung haben. Eine Abrollhilfe in der Sohle des Schuhes soll sowohl die Zehengrundgelenke als auch das Sprunggelenk entlasten. Die Versorgung muss zunächst in einem Schuh erfolgen, der relativ gut, aber auf jeden Fall schon getragen ist; als nächstes im Arbeitsschuh, da er diesen den ganzen Tag über trägt. Nach Versorgung sollten die Schuhe nicht gleich den ganzen Tag getragen werden, sondern anfangs nur stundenweise, damit sich die Gelenke an die neue Achsenstellung und Druckverteilung langsam gewöhnen können.

3.1.4.5 Beratung: Prophylaktische Hilfsmittel bzw. ergonomische Werkzeuge

Da Herr S. sowohl im Beruf als auch im häuslichen Alltag Werkzeuge in der Hand haben wird, wird ihm zuerst entsprechendes Werkzeug vorgestellt.

Werkzeug, das achsengerechtes Arbeiten ermöglicht, z.B.:
- Fuchsschwanz- oder Bügelsägen
- Akku-Schrauber und Bohrmaschine
- Maschinen mit einstellbarem Zusatzgriff, wie z.B. Schleifmaschine o.a.
- verschiedene Zusatzgriffe, die extra an verschiedene Werkzeuge montiert werden können
- Imbus-Schlüssel mit Knauf, um achsengerechtes Arbeiten zu ermöglichen

Werkzeug, das möglichst wenig Stöße, Schläge und Vibrationen verursacht, z.B.:
- rückschlagfreie oder auch stoßgedämmte Hämmer
- Werkzeuge mit Griffen aus Kork, Hartgummi, Schaumstoff o.Ä.
- stoßdämmende Griffadaptionen

All diese Werkzeuge ermöglichen auch die Verteilung der Belastung von wenigen auf mehrere Gelenke bzw. größere Gelenke, wie dies auch bei allen Werkzeugen mit Federbügeln (z.B. Zangen, Scheren) der Fall ist.

Da Herr S. seiner Frau durchaus auch einmal in der Küche hilft, werden ihm auch aus diesem Bereich Hilfen, wie z.B. Gläseröffner, verdickte Schäler und Fuchsschwanzmesser, vorgeführt.

3.1.4.6 Erproben von Orthesen und adäquaten Werkzeugen

Um die Akzeptanz von Schienen, Hilfsmitteln oder ergonomischen Werkzeugen zu erreichen, ist es sinnvoll, diese im praktischen Einsatz auszuprobieren. Nur wenn der Patient akzeptiert hat, wie handlich, praktisch und somit auch ergonomisch ein Werkzeug ist, kann er gegenüber seinem Umfeld auch dazu stehen (d.h. bei Familie, Arbeitskollegen oder Freunden).

Hierzu werden als Erstes die Bereiche Garten und Handwerk gewählt, da Herr S. hier am meisten Interesse gezeigt hat. Es wird sowohl mit Orthesen als auch mit Werkzeugen mit Zusatzgriffen (s. o.) gearbeitet. Dadurch ist es möglich herauszufinden, welche Handhabung individuell für Herrn S. die beste ist und beispielsweise auch, auf welcher Höhe und in welcher Stellung ein Zusatzgriff für ihn sinnvoll angebracht werden sollte. Infolge der im Laufe der Behandlung zunehmenden Motivation meldete sich Herr S. freiwillig für die „Haushaltsgruppe", so dass auch hier noch mit allen ergonomischen Werkzeugen und Geräten (s. o.) gearbeitet werden konnte.

3.1.4.7 Hilfe zur Krankheitsbewältigung

Im Grunde genommen ist dieser Punkt kein Behandlungspunkt, der von den anderen getrennt behandelt werden kann. Allein durch das Sammeln von Informationen, die Versorgung mit Orthesen, die praktische Umsetzung von Gelenkschutz in verschiedenen Bereichen und nicht zuletzt durch die Gespräche mit Mit-Patienten arbeitete Herr S. aktiv an seiner Krankheitsbewältigung. Zusammenfassend ging es in den die Therapie begleitenden Gesprächen in erster Linie um Zukunftsängste (beruflich, aber auch privat).

Als ein Beispiel sei hier das Thema „Fußball" erwähnt: Da Herr S. immer gerne Fußball gespielt hat, vermisst er diesen Anteil seines Alltags sehr. Es wurden gemeinsam mit dem Therapeuten die Vor- und Nachteile dieser Sportart erwogen und Herr S. überlegte sich, dass er, wenn seine Kinder in das Alter kommen, seine Erkrankung es zuließe und es seine Zeit erlaube, evtl. als Betreuer einer Jugendmannschaft fungieren könne.

3.1.5 Reflexion/Zukunftsperspektive

Zu Beginn der Behandlung hatte Herr S. aufgrund seiner relativ kurzen Erkrankungsdauer nur wenig Informationen und Wissen über die Erkrankung. Jetzt ist in verhältnismäßig kurzer Zeit (3 Wochen) ziemlich viel auf ihn „eingestürzt". All dieses muss er erst einmal verarbeiten und gerade im Bereich Gelenkschutz und Alltag möglichst auch umsetzen. Nach einer gewissen Zeitspanne sollten die Erfahrungen mit einem Therapeuten zusammen reflektiert und evtl. aufgetretene Schwierigkeiten gelöst werden. Des Weiteren sollte der Gelenkschutz dann auch in anderen Bereichen angewendet werden, z.B. im Bereich Ergonomie und Fahrrad.

Auch der Einsatz von prophylaktischen Hilfsmitteln bzw. ergonomischem Werkzeug ist für Herrn S. noch nicht selbstverständlich. Er verbindet den Begriff „Hilfsmittel" noch zu sehr mit dem Begriff „behindert" und hat somit noch keine breite Akzeptanz entwickelt. Zur Verdeutlichung seiner Situation wurde abschließend noch einmal die Funktionalität der Gelenke in den Vordergrund gestellt, d.h. es wurde ihm zu möglichst viel Bewegung – allerdings unter möglichst wenig Belastung – geraten. Gleichzeitig wurde darauf hingewiesen, dass es während eines Schubes bzw. bei Schmerzen zusätzliche Willenskraft verlangt.

3.2 Fallbeispiel 2

3.2.1 Vorstellung

Frau M., 61 Jahre

Diagnose: Chronische Polyarthritis (seit 12 Jahren diagnostiziert)
Medikation: Basismedikation tägl. 2,5 mg Kortison

3.2.2 Befundaufnahme

Soziale Situation

Frau M. ist verheiratet und lebt mit ihrem Mann in einer Wohnung mit Balkon im 1. Stock eines Mehrfamilienhauses in einem Vorort einer Großstadt. Sie hat zwei erwachsene Kinder, die schon aus dem Haus sind, jedoch in der Nähe wohnen. Ihr Ehemann ist Angestellter und geht in ca. 5 Jahren in Rente, sie selbst ist Hausfrau. Frau M. ist in der Rheuma-Liga und geht dort 1-mal wöchentlich zur Trockengymnastik (was ihr manchmal nicht leicht fällt). Sie strickt gerne, pflegt und hegt die Pflanzen auf ihrem Balkon, geht auch gerne spazieren (allerdings aufgrund der Erkrankung nie lange) und erledigt kleinere Einkäufe mit dem Fahrrad. Seit einem Jahr betreut Frau M. manchmal für 2-3 Stunden ihr Enkelkind (6 Jahre), da ihre Tochter wieder stundenweise arbeitet.

Klinische Situation

Frau M. scheint mit ihrer Medikation gut eingestellt zu sein, der letzte größere Schub ist nach ihrer Aussage schon 3 Jahre her. Sie berichtet allerdings von Schwierigkeiten in der Feinmotorik, Schmerzen in den Handgelenken nach zu viel Belastung und vor allen Dingen über Halswirbelsäulenprobleme sowohl tags als auch nachts.

Die wichtigsten körperlichen Befundmerkmale zusammengefasst:

- Handgelenke bds. belastungsabhängige Schmerzen, leichte Radialisierung rechts > links und Bewegungseinschränkungen rechts > links
- Zustand nach Synovektomie rechts (HG-Orthesen bds. vorhanden)

- leichte Schwellungen in den MCP-Gelenken II und III bds.
- Dig II und III rechts Schwanenhalsdeformität
- Dig III links Knopflochdeformität
- Zustand nach Resektion der Zehengrundgelenksköpfchen (Einlagen vorhanden)
- HWS, immer wiederkehrende Beschwerden

3.2.3 Therapieplanung

- Information über die Erkrankung und Behandlungsmöglichkeiten (Überprüfen des Wissensstandes, da Frau M. vor Jahren schon mal ein Schulungsseminar mitgemacht hat)
- Beratung: Gelenkschutz im Alltag
  - Was ist an Wissen noch vorhanden? Was konnte umgesetzt werden? Wo gab es Schwierigkeiten?
  - Gelenkschutz in Bezug auf Hand und Halswirbelsäule
- Schienen-/Orthesenversorgung
  - Überprüfen der vorhandenen Orthesen, passen sie noch oder haben sich die Hände verändert?
  - evtl. Herstellung von 2 Schwanenhalsringen (Dig II + III rechts)
  - evtl. Versorgung mit einer Quengelschiene (Dig III links)
- Beratung: Prophylaktische Hilfsmittel bzw. ergonomische Werkzeuge in den Bereichen Haushalt, Handarbeit, Basteln (was ist schon vorhanden, gibt es noch andere?)
- Erprobung der Orthesen/Schienen und jeweiligen Werkzeuge
- motorisch-funktionelle Therapie (Hände)
- Hilfe zur Krankheitsbewältigung

3.2.4 Behandlungsverlauf

3.2.4.1 Information: Erkrankung und Behandlungsmöglichkeiten

Auf Nachfragen sagte Frau M., dass sie sich insgesamt gut informiert fühlt, da sie die Erkrankung schon seit über 10 Jahren hat, auch schon einmal ein Schulungsseminar mitgemacht hat und sowohl Krankengymnastik als auch Ergotherapie früher einmal in Einzeltherapie hatte. Dazu kommt auch der Austausch in der Rheuma-Liga. Sie zeigte sich dennoch an Neuerungen interessiert und es wurde eine kurze Wiederholung von Anatomie und Pathologie im entzündeten Gelenk vereinbart.

3.2.4.2 Beratung: Gelenkschutz im Alltag (Schwerpunkt Hände + HWS)

Während einer kurzen Wiederholung der Gelenkschutzregeln, die in erster Linie auf die Hände bezogen durchgeführt wurde, zeigte sich, dass Frau M. im Alltag schon vieles berücksichtigt. Sie schilderte ihre Erfahrungen und berichtete, dass sie es merken würde, wenn sie sich einmal „falsch" verhalten hätte. In Bezug auf die Halswirbelsäule wurden die Möglichkeiten des Gelenkschutzes noch mal ausführlich durchgesprochen. Es wurde ihr z.B. ein Zervikalkissen, welches die Halswirbelsäule auch nachts achsengerecht lagert, erklärt. Es wurde darauf hingewiesen, dass es wichtig ist, darauf zu achten, dass das HWS- oder Zervikalkissen individuell auf die Proportionen (z.B. Schulterbreite) des Patienten angepasst werden muss.

Auch wurde sie über die achsengerechte HWS-Stellung im Alltag beraten. Zum Beispiel ist extremes „Abknicken" der Halswirbelsäule, wie beim Haare waschen unter dem Wasserhahn (nach vorn) oder auch beim Trinken aus Dosen (nach hinten), zu vermeiden. Frau M. schilderte anschließend, in bzw. nach welchen Situationen die HWS-Beschwerden zugenommen hätten (Fenster putzen, Wäsche aufhängen, Fahrrad fahren). Es wurden hierfür gemeinsam Lösungsmöglichkeiten gesucht, sodass auch in diesen Fällen die Halswirbelsäule möglichst achsengerecht gehalten werden kann: Zum Fensterputzen kann sie einen Teleskop-Stiel mit Abzieher benutzen, die Wäsche kann sie evtl. auf dem Ständer aufhängen oder im Trockner trocknen. Der Fahrradlenker muss so hoch sein, dass weder Handgelenke noch Halswirbelsäule abgeknickt werden müssen.

Stöße, Schläge und Vibrationen für die Halswirbelsäule sollten auf jeden Fall vermieden werden. Es ist wichtig diese abzudämmen, z.B. durch stark gefedertes Schuhwerk oder auch durch eine Federsattelstange am Fahrrad.

Abschließend wurde empfohlen, dem Rheumatologen eindringlich die Beschwerden zu schildern (Gefahr der atlantoaxialen Dislokation). Genauso wichtig erschien, unter fachkundiger Anleitung eine Stabilisierung der Muskulatur der Halswirbelsäule (KG/Ergo) durchzuführen.

3.2.4.3 Orthesen-/Schienenversorgung

Bei Überprüfung der Orthesen stellte sich heraus, dass diese zwar grundsätzlich noch passten, jedoch durch den dauernden Gebrauch und wiederholtes Waschen sehr gelitten hatten. Es wurde ein neues Paar Orthesen empfohlen, die älteren Orthesen können jedoch weiter bei Schmutzarbeiten „aufgetragen" werden.

Während der funktionellen Therapie zeigte es sich, dass Frau M. den Mittelfinger manchmal nicht von alleine in Flexion bringen kann, sondern mit der anderen Hand nachhelfen muss (z.B. bei der Übung zum Hakengriff). Daher wurde zunächst am III. Finger mit der Schienenversorgung begonnen, indem zuerst einmal hierfür ein Schwanenhalsring angefertigt wurde. Da der Schwanenhalsring ganztägig getragen werden soll, kann sich Frau M. während des Aufenthaltes in der Einrichtung an das Tragen eines Schwanenhalsringes gewöhnen. Nach der

Eingewöhnungsphase sollte bei vorhandener Akzeptanz ein weiterer Ring für den Dig II hergestellt werden. Es wurde darauf geachtet, das Material möglichst dünn zu halten, so dass es nicht noch zu einer weiteren Dehnung der Bänder im Bereich der MCP-Gelenke kommt.

Die Knopflochdeformität des Dig III der linken Hand wurde nicht versorgt. Frau M. berichtete, dass die Stellung des Fingers schon sehr lange (seit ca. 5 Jahren) unverändert sei. Die Funktionalität der Hand ist nicht beeinträchtigt. Allerdings wurde ihr eine Quengelschiene erläutert und eine Trageanweisung (2-10 Min. pro Std.) durchgeführt, so dass bei Bedarf die Quengelschiene getragen werden kann.

Bei der Schienenversorgung sind grundsätzlich die Motivation des Patienten, die Praktikabilität und das Minimierungsprinzip (wichtig: keine Überversorgung) zu beachten.

3.2.4.4 Beratung: Einlagen- und Schuhversorgung

Frau M. trägt seit Jahren adäquate Einlagen mit Vorfußbettung bds., die sowohl Längs- als auch Quergewölbe unterstützen und somit eine Entlastung der Zehengrundgelenke bewirken. Nach eigener Aussage kommt sie mit diesen gut zurecht. Da sie jedoch berichtete, dass sie nur kurze Strecken relativ schmerzfrei gehen könne, wurde empfohlen, mit ihrem Rheumatologen über die Möglichkeit von Abrollhilfen zu sprechen.
In diesem Zusammenhang wurde auch darüber gesprochen, statt spazieren zu gehen lieber mit dem Fahrrad zu fahren, da dabei die Belastung durch das eigene Gewicht nicht auf den Füßen liegt. Dazu muss allerdings das Fahrrad individuell ergonomisch auf Frau M. adaptiert werden.

3.2.4.5 Beratung: Prophylaktische Hilfsmittel bzw. ergonomische Werkzeuge in den Bereichen Haushalt, Handarbeit, Basteln und Balkonpflege

Frau M. hat besonders im Bereich Haushalt und Küche schon viel mit ergonomischen Werkzeugen gearbeitet. Sie besitzt einen verdickten Schäler, ein Fuchsschwanzmesser und auch einen Gläseröffner, mit denen sie gut zurecht kommt. Schwierigkeiten bereitet ihr aber weiterhin das Öffnen von Flaschen. Hier konnte ihr der Nussknacker mit Federbügel vorgestellt werden, der durch die Verteilung der Belastung auf die gesamte Hand und durch seine Hebelwirkung sehr leicht zu handhaben ist. Im Haushaltsbereich nutzt sie bereits Stiele, die ihrer Körpergröße entsprechen (achsengerechte Haltung der Wirbelsäule), sie besitzt einen Abzieher zum Fensterputzen, allerdings noch ohne Teleskopstiel. Dieser soll noch ergänzt werden, um auch bei diesen Arbeiten achsengerechte Haltung von Rücken und Halswirbelsäule zu gewährleisten. Im Weiteren wurden

Zusatzgriffe für Stiele oder Geräte vorgestellt, um so weiter achsengerechtes Arbeiten (in Handgelenk, Rücken und vor allen Dingen HWS) zu ermöglichen.

Frau M. strickt gerne. Durch kleine, dünne Werkzeuge, statische Haltearbeit in den Fingern und im Handgelenk sowie die Belastung im HWS-Bereich ist das Stricken grundsätzlich ungünstig. Da ihr jedoch sehr daran liegt, wurde nach Lösungen gesucht. So wurde besprochen, eher zu häkeln als zu stricken (die Häkelnadel kann verdickt werden) und durch häufige Unterbrechung die Belastung zu verteilen.

Zum Basteln mit ihrer Enkelin konnten verschiedene ergonomische Vorgehensweisen demonstriert werden, wie z.B. verdickte Stifte und Pinsel und Federbügelscheren. Entscheidend ist auch die richtige Sitzposition, Stuhl- und Tischhöhe. Zu den Werkzeugen für den Balkon (kleine Gartenwerkzeuge) wurde ein Zusatzgriff (ähnlich wie im Haushalt) empfohlen, der das achsengerechte Arbeiten ermöglicht.

3.2.4.6 Erprobung der Schiene, Orthesen und jeweiligen Werkzeuge

Frau M. nahm zunächst an der Haushaltsgruppe teil und konnte hier die ihr noch unbekannten Hilfen ausprobieren. Im Bereich „Basteln" wurde die motorisch-funktionelle Therapie um die Kühlung mit Eiserbsen und Fingerübung ergänzt. Bei der Herstellung eines Fensterbildes wurden Arbeitsplatzgestaltung (Sitzhöhe/Tischhöhe) und Benutzung entsprechender Werkzeuge geübt.

Da Frau M. bereits vorher Orthesen bei belastenden Tätigkeiten getragen hatte, hatte sie hiermit während der Erprobung keine Schwierigkeiten. Den Schwanenhalsring empfand sie anfangs jedoch als störend, hat sich aber mit der Zeit daran gewöhnt.

3.2.4.7 Motorisch-funktionelle Therapie

Bei genauerer Befundung der Hände stellte sich heraus, dass Frau M. in einigen Gelenken Bewegungseinschränkungen hat (auffällig in den MCP-Gelenken I und II bds, PIP-Gelenke II – IV rechts und II u. III links, aber auch in den DIP-Gelenken aller Langfinger (evtl. beginnende Heberden-Arthrose). So hat sie Schwierigkeiten bei verschiedenen Greiffunktionen (voller Faustschluss, Hakengriff), besonders in der rechten Hand. Bei akut auftretenden Schmerzen in den Händen kühlt sie diese mit Kältepacks. Erprobt wurde das „Baden" der Hände in Eiserbsen, was ihr sehr gut bekam. Des Weiteren wurden passive und aktive Fingerübungen durchgeführt, die gezielt auf ihre Bewegungseinschränkungen abgestimmt wurden.

3.2.4.8 Hilfe zur Krankheitsbewältigung

Da Frau M. durch ihre längere Erkrankungsdauer, verschiedene Behandlungen und Therapien bereits über einen guten Informationsstand verfügte, außerdem schon langjährige Erfahrungen mit ergonomischen Werkzeugen besaß, war keine Motivationsarbeit zu leisten. Frau M. weiß seit Jahren, dass man mit der Erkrankung leben lernen kann und nimmt dankbar jede neue Gelegenheit der Verbesserung an.

3.2.5 Reflexion/Zukunftsperspektive

Obwohl Fr. M. schon vieles bekannt war, konnte ihr neues Wissen in Bezug auf Gelenkschutz und Hilfsmittelversorgung vermittelt werden. Frau M. war in der Lage die Informationen umzusetzen und zeigte aufgrund ihrer Anamnese eine gute Akzeptanz.

Die motorisch-funktionelle Therapie sollte auf jeden Fall weiter verfolgt werden. Da der Zeigefinger funktionell der wichtigste der Langfinger ist, muss in absehbarer Zeit auch ein zweiter Schwanenhalsring (Dig II) hergestellt werden. Um die Belastung in den Gelenken zu verringern, ist statt Trockengymnastik eher Wassergymnastik empfehlenswert. Wassergymnastik wird in den meisten Rheuma-Liga Gruppen als Alternative angeboten.

4 Literatur

Arbeitskreis Patientenschulung der Deutschen Gesellschaft für Rheumatologie Deutsche Rheuma Liga Bundesverband e.V. (2000): Patientenschulung in der Rheumatologie – Ein Schulungsprogramm chronischer Polyarthritis.

Brattström, M. (1984): Gelenkschutz und Rehabilitation bei chronischer Polyarthritis, G. Fischer Verlag, Stuttgart.

Brückle, W. (2001): Chronische Polyarthritis – Diagnose, Verlauf, Therapien, Urania Verlag, Stuttgart.

Donhauser-Gruber, U., Mathies, H., Gruber, A. (1988): Rheumatologie, Pflaum Verlag, München.

Gesellschaft medizinischer Assistenzberufe für Rheumatologie e.V.: Funktionelle Hilfsmittelversorgung bei entzündlich-rheumatischen Erkrankungen im Sinne des Gelenkschutzes, Nürnberg.

Hasselblatt, A. (1985): Ergotherapie in der Orthopädie, Bardtenschlager Verlag, München.

Hettenkofer, H.-J. (2003): Rheumatologie, Thieme Verlag, Stuttgart.

Mellenthin-Seemann, U., Steier, F., Schulz, A., Biester H.-G. (1988): Gelenkschutzunterweisung bei Patienten mit chronischer Polyarthritis, Springer Verlag, Heidelberg.

Miehle, W. (1992): Chronische Polyarthritis und andere Gelenkentzündungen, Informationen für Patienten, Eular Verlag, Basel.

Seyfried, A., Donhauser-Gruber, U., Mayer, L., Mathies, H., Wagenhäuser, F.-J. (1984): Pathophysiologische Grundlagen der Bewegungstherapie chronisch entzündlicher Gelenk- und Wirbelsäulenerkrankungen, Eular Verlag, Basel.

Anhang – Die Folien

Die auf den folgenden Seiten aufgeführten Folien finden Sie im Internet unter
http://www.schulz-kirchner.de/cgi-bin/sk/facharb.pl?F=2
(kostenpflichtiger Download).

Das Krankheitsbild chronische Polyarthritis

chronisch = andauernd

poly = viele

Arthritis = Gelenkentzündung

Dölle · Pohlmann: Die ergotherapeutische Behandlung von Patienten mit chronischer Polyarthritis, Idstein 2004, © Schulz-Kirchner

2

Der Begriff Rheuma kommt aus dem Griechischen und bedeutet „das Fließende".

Weitere Begriffe, mit denen schon zur Zeit Hippokrates vor ca. 2400 Jahren die Erkrankung beschrieben wurde:

- **Phlegma = aus dem Gehirn herabfließende Flüsse**
- **Agra = Falle (hier sind die Gelenke gemeint, Beispiel: Gonagra = Kniefalle)**

Dölle · Pohlmann: Die ergotherapeutische Behandlung von Patienten mit chronischer Polyarthritis, Idstein 2004, © Schulz-Kirchner

3

„Rheuma" ist eine (unwissenschaftliche) Sammelbezeichnung für alle Erkrankungen, die den Bewegungsapparat betreffen.

Rheumatische Erkrankungen gliedern sich in 3 Bereiche:

- entzündlicher Rheumatismus (-itis)
- degenerativer Rheumatismus (-ose)
- Weichteilrheumatismus

4

chronische Polyarthritis

=

rheumatoide Arthritis

=

entzündlich rheumatische Gelenkerkrankung

5

Schematische Darstellung eines Gelenkes und dessen wichtigster Strukturen

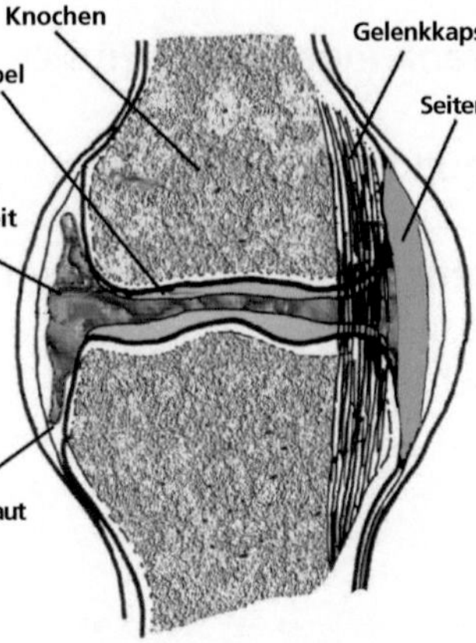

Aufgaben der einzelnen Gelenkstrukturen

Knorpel:
- Schutz vor Belastung (Gewicht/Druck)
- Schutz vor Stoß, Schlag und Vibrationen

Bänder:
- „Halten" des Gelenkes in der Achsenstellung

Muskeln und Sehnen:
- Bewegung
- Kraft
- Unterstützung der Bänder

Gelenkinnenhaut:
- Produktion der Gelenkflüssigkeit

Gelenkflüssigkeit:
- Ernährung des Gelenkes
- „Schmieren" des Gelenkes

Symptome eines entzündeten Gelenkes

- ▶ Schmerzen
- ▶ Schwellungen
- ▶ Überwärmung
- ▶ Rötung

8

Mögliche Folgen der Erkrankung im entzündeten Gelenk

Knorpel:	▶ nicht mehr so belastbar (durch Gewicht, Druck, Stoß und Schlag)
Bänder:	▶ evtl. verkürzt ▶ evtl. überdehnt
Gelenkinnenhaut:	▶ produziert veränderte Gelenkflüssigkeit ▶ evtl. unkontrollierte Wucherungen
Gelenkflüssigkeit:	▶ ernährt das Gelenk nicht mehr ausreichend ▶ evtl. zu viel vorhanden ▶ evtl. zu wenig vorhanden
Muskeln u. Sehnen:	▶ evtl. verkürzt ▶ evtl. verspannt ▶ evtl. erschlafft

Dölle · Pohlmann: Die ergotherapeutische Behandlung von Patienten mit chronischer Polyarthritis, Idstein 2004, © Schulz-Kirchner

9

Folgen

- **Veränderungen** am Bewegungsapparat
- **Dysfunktionen** am Bewegungsapparat
- **Deformitäten** am Bewegungsapparat

Charakteristische Merkmale der chronischen Polyarthritis

- **multilokulärer Prozess**
- **schmerzhafter, schubweiser Verlauf**
- **chronischer Verlauf**

10

Chronische Polyarthritis

Häufigkeit: ▶ **1-2% der Bevölkerung**

Verhältnis Frauen / Männer: ▶ **3 : 1**

Auftreten: ▶ **meist zwischen dem 20. und 45. Lebensjahr**

11

Chronische Polyarthritis – Ursachen

Wissenschaftlich belegt sind zwei Ursachen:

- **eine erbliche Veranlagung**
- **eine Störung im körpereigenen Abwehrsystem (Immunsystem)**

Wahrscheinlich gibt es auch noch weitere Ursachen.

Weitere Faktoren wie Kälte, Feuchtigkeit, Stress oder auch schwere bzw. einseitige Arbeit haben sicher Einfluss auf die Erkrankung, sind aber wohl keine Ursache für die Krankheit.

12

Chronische Polyarthritis – Verlauf

- **häufig schubweise**
- **gelegentlich langsam fortschreitend**
- **selten schnell fortschreitend**

Der Verlauf ist bei jedem Patienten anders und kann nicht mit Sicherheit vorhergesagt werden.

13

Chronische Polyarthritis – anfänglicher Verlauf

Vorfeldsymptome

- Sehnenscheidenentzündung
- Caput Ulnae-Syndrom
- Schmerzen in den Kiefergelenken
- Schmerzen in den Fingergrundgelenken (meist II u. III)
- Schmerzen in den Zehengrundgelenken

Unbestimmte Vorzeichen

- Müdigkeit
- allgemeines Krankheitsgefühl
- vermehrtes Schwitzen
- Muskel-/Sehnenschmerz
- vorübergehende Gelenkschmerzen

14

Chronische Polyarthritis – Diagnose

A.R.A.-Kriterien (Kriterien der American Rheumatism Association)

1. Morgensteifigkeit der Gelenke
2. Schwellungen mindestens in 3 verschiedenen Gelenkregionen
3. Schwellungen von Hand- und Fingergelenken
4. meist symmetrisch auftretende Gelenkschwellungen
5. subkutane Knoten
6. nachweisbarer Rheumafaktor
7. röntgenologisch nachweisbare typische Veränderungen an den Händen

15

Chronische Polyarthritis – Therapiemöglichkeiten

- ▶ medikamentöse Therapie
- ▶ operative Therapie
- ▶ konservative Therapie
  - Physiotherapie
  - Psychotherapie
  - Ergotherapie

16

Medikation

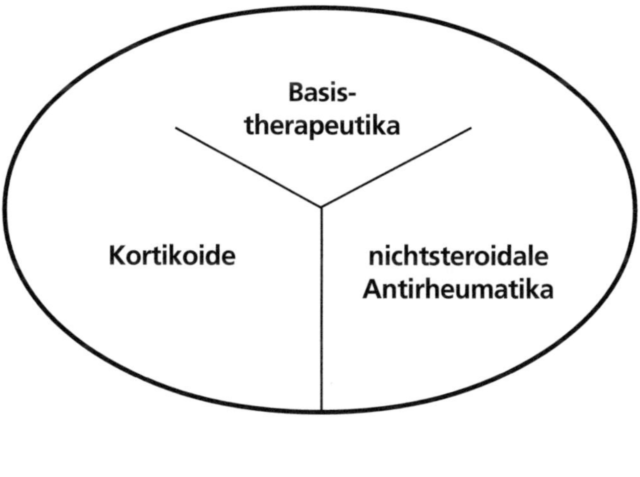

17

Verschiedene OP-Möglichkeiten

- Synovektomie
- Radiosynoviorthese
- Totalendoprothese
- Arthrodese

18

Physiotherapie bei Patienten mit chronischer Polyarthritis

Zielsetzung

- Schmerzlinderung
- Erhalt und Verbesserung des Bewegungsausmaßes
- Erhalt und Verbesserung der Muskelkraft
- Vermeidung von Fehlstellungen

19

Psychotherapie bei Patienten mit chronischer Polyarthritis

Schwerpunkte

- Schmerzbewältigung
- Verarbeitung des Krankheitsbildes

20

Der Begriff Ergotherapie kommt aus dem Griechischen.

to ergon = Werk / Tat / Schöpfung / Arbeit / Aktivität / Leistung

Dieses gibt umfassend und integrierend die Berufsinhalte wieder.

Neben „Occupational Therapy" ist Ergotherapie die international übliche Bezeichnung für dieses Berufsbild.

21

Zielsetzung der ergotherapeutischen Behandlung in der Rheumatologie ist die größtmögliche Selbstständigkeit des Patienten im Alltag, d.h.

- im Beruf
- im häuslichen Bereich
- in der Freizeit

22

Ergotherapie in der Rheumatologie

Aufgabengebiete / Schwerpunkte der Behandlung

- Gelenkschutz (als oberstes Prinzip)
- Hilfsmittelversorgung
- Schienen- bzw. Orthesenversorgung, Bandagen oder Tapes
- Selbsthilfetraining
- Funktionelle Therapie

23

Die ergotherapeutische Behandlung ist abhängig von

- dem aktuellen Zustand der Erkrankung
- dem jeweiligen Stadium der Gelenke
- der individuellen sozialen Situation des Patienten

24

Das ergotherapeutische Konzept hat verschiedene Ansätze

Frühphase	Spätphase
↓	↓
präventive Therapie	rehabilitative Therapie

25

Funktionelle Einteilung der Gelenkschädigung der großen Gelenke (nach Seyfried)

Grad I: Der Patient kann sein Gelenk im erhaltenen Bewegungsausmaß gegen geringen Widerstand flüssig bewegen.

Grad II: Der Patient kann eine nur langsame Bewegung ohne Widerstand oder Belastung im noch vorhandenen Bewegungsausmaß ausführen.

Grad III: Der Patient kann nur unter Entlastung die Bewegung im noch vorhandenen Bewegungsausmaß durchführen.

Grad IV: Der Patient kann das Gelenk auch in Entlastung nicht mehr flüssig und nicht im ganzen Bewegungsausmaß bewegen.

26

Funktionelle Einteilung hinsichtlich der Deformitäten der Hand (nach Seyfried)

Stadium I: Die Deformität kann vom Patienten selbst noch aktiv korrigiert werden.

Stadium II: Die Deformität kann passiv korrigiert und die physiologische Stellung dann vom Patienten aktiv gehalten werden.

Stadium III: Die Deformität kann passiv noch korrigiert werden, der Patient kann die Korrekturstellung aber nicht mehr aktiv halten.

Stadium IV: Die Deformität kann auch passiv nicht mehr korrigiert werden.

27

Funktionelle Einteilung hinsichtlich der Deformitäten des Fußes (nach Seyfried)

Stufe I: Funktionsstörungen mit erhaltener Möglichkeit zur aktiven Korrektur unter Belastung im Stehen

Stufe II: Funktionsstörungen mit der Möglichkeit einer passiven Korrektur

Stufe III: fixierte Deformitäten

28

Gelenkschutz heißt

durch belastungsvermindernden Gebrauch der Gelenke und gezielten Einsatz von Hilfsmitteln

- die Gelenkfunktion zu erhalten und
- Gelenkveränderungen vorzubeugen, hinauszuzögern oder zu verhindern
- „Erlernen physiologisch günstiger Bewegungsabläufe"

29

Wirbelsäulengerechtes Verhalten heißt

- ▶ durch physiologische Körperhaltung und Bewegung und
- ▶ gezielten Einsatz von vorbeugenden und kompensatorischen Alltagshilfe

Fehlhaltungen und Fehlstellungen

- vorzubeugen
- zu verzögern
- zu verhindern

30

Gelenkschutzregeln

- ▶ Vermeide Stoß- und Schlagbewegungen, aber auch Erschütterungen der Gelenke!
- ▶ Arbeite achsengerecht!
- ▶ Verteile oder vermindere die Belastung!
  - Verteile die Belastung von kleinen auf große oder mehrere Gelenke
  - Setze Hebelwirkung ein
  - Belaste beidseitig
  - Trage körpernah
- ▶ Arbeite dynamisch – vermeide statische Arbeit (= Haltearbeit)!
- ▶ Setze Helfer ein!
- ▶ Finde das eigene Gleichgewicht zwischen Ruhe und Aktivität!

31

Hilfsmittelversorgung – mögliche Zielsetzungen

- Kompensation verlorener Funktionen
- Unterstützung geminderter oder unzureichender Funktionen
- Nutzung von Restfunktionen
- Vorbeugen, Verzögern, Verhindern von Fehlhaltungen und Fehlstellungen

32

Hilfsmittelversorgung

Prophylaktische Hilfsmittel
sind solche, die ein gelenk- bzw. wirbelsäulenschonendes Arbeiten ermöglichen (= ergonomisches Werkzeug).

Kompensatorische Hilfsmittel
sind solche, die eine Gebrauchsbewegung möglich machen, die sonst – auch mit Trickbewegungen – nicht mehr möglich ist.

Wichtig bei der Versorgung ist eine individuelle Anpassung, um das vorhandene Bewegungsausmaß zu nutzen.

33

Hilfsmittelversorgung

kann in allen Bereichen des täglichen Lebens in Frage kommen

- Hilfen im Bad- und Hygienebereich
- Hilfen beim An- und Ausziehen
- Hilfen in Küche und Haushalt
- Hilfen beim Essen und Trinken
- Hilfen beim Stehen und Sitzen
- Hilfen im Bereich Mobilität
- Hilfen im Beruf
- Hilfen im Garten- und Freizeitbereich

34

Hilfsmittelversorgung

Grundsatz:

So viel wie nötig – So wenig wie möglich

35

Bei der Hilfsmittelversorgung unterscheidet man zwischen

- körpernahen Hilfsmitteln

und

- körperfernen Hilfsmitteln

36

Körpernahe Hilfsmittelversorgung

- Tape
- Bandage
- Orthese
- Schiene
- o.Ä.

- Schuheinlagen
- Abrollsohlen
- orthopädisches Schuhwerk
- o.Ä.

37

Schienenversorgung

Man unterscheidet zwischen

- **Lagerungsschienen**
- **Funktionsschienen**
- **Übungsschienen**

38

Eine Lagerungsschiene dient der vorübergehenden Ruhigstellung.

Zielsetzungen können sein

- **Schmerzlinderung**
- **Kontrakturprophylaxe**
- **Erhalt der Funktionsstellung**

39

Eine Funktionsschiene dient der Stabilisierung des Gelenkes (z.B.: Handgelenk) bei der Ausführung einer Tätigkeit.

Zielsetzungen können sein

Schmerzlinderung
- Kontrakturprophylaxe
- Erhalt der Funktionsstellung
- Unterstützung der Bänder
- Verhinderung von Fehlstellungen

40

Eine Übungsschiene (oder auch Quengelschiene) dient dem Lösen von Kontrakturen durch allmähliche Dehnung der verkürzten Weichteile eines Gelenkes.

Diese Schienen werden kurzfristig getragen, z.B.: 10 Minuten pro Stunde, aber das möglichst häufig.

41

Selbsthilfetraining

Unter Selbsthilfetraining versteht man ein individuell auf den Patienten abgestimmtes Übungsprogramm mit dem Ziel, Schwierigkeiten bei Tätigkeiten des täglichen Lebens zu bewältigen.

42

Selbsthilfetraining umfasst

- das Erlernen von Trickbewegungen
- den adäquaten Einsatz von Hilfsmitteln
- das Tragen von Schienen

bei der Ausführung der verschiedenen Tätigkeiten.

Besonderer Wert liegt dabei auf physiologisch günstigen Bewegungsabläufen.

Dölle · Pohlmann: Die ergotherapeutische Behandlung von Patienten mit chronischer Polyarthritis, Idstein 2004, © Schulz-Kirchner

43

Selbsthilfetraining kann in allen Bereichen des täglichen Lebens in Frage kommen

- im Bad- und Hygienebereich
- beim An- und Ausziehen
- in Küche und Haushalt
- beim Essen und Trinken
- beim Stehen und Sitzen
- im Bereich Mobilität
- im Beruf
- im Garten- und Freizeitbereich

44

Funktionelle Therapie

In der Funktionellen Therapie wird Gelenkmobilisation und Muskelkräftigung in Ergänzung zur Krankengymnastik mittels Gebrauchsbewegungen durchgeführt.

Es können verschiedene Geräte, Techniken und Medien eingesetzt werden.

Kälte- oder Wärmebehandlung (z.B.: warmer Sand / Eiserbsen) bei Bedarf sowie Aufwärmübungen leiten die Therapie ein.

45

Funktionelle Therapie

Bevorzugt werden immer die Gebrauchsbewegungen aus dem individuellen Alltag des Patienten geübt.
Es können Tätigkeiten aus folgenden Bereichen sein:

- Küche
- Haushalt
- Haus und Garten
- Beruf / Arbeitsplatz
- Freizeit / Hobby / Sport (auch manuelle Techniken)

Das Schaffen von Erfolgserlebnissen und somit der psychische Aufbau spielen in der Funktionellen Therapie eine große Rolle.

46

Funktionelle Therapie – Zielsetzung

- Erhalt bzw. Vergrößerung des Bewegungsausmaßes
- Erhalt bzw. Verbesserung der Muskelkraft
- Umsetzung von Gelenkschutzprinzipien in die Praxis
- Erlernen des Umgangs mit Hilfsmitteln (bei Bedarf)
- Trainieren des Tragens von Funktionsschienen (bei Bedarf)

47

Zusammenfassung – „möglicher Behandlungsverlauf"

1. Befundaufnahme der sozialen Situation des Patienten
2. Befundaufnahme der körperlichen Situation des Patienten
3. Gemeinsame Therapieplanung / Schwerpunkte setzen
4. Gelenkschutz / Theorie: Grundlagen
   (Anatomie und Pathologie der Gelenke)
5. Schienen oder Orthesenversorgung
6. Hilfsmittelversorgung
   (prophylaktisch, evtl. auch kompensatorisch)
7. Gelenkschutz / Praxis: Umsetzung des Erlernten in den Alltag, z.B.: in Beruf, Haushalt, Garten, usw.
8. Abschlussbericht

48

Ergotherapie – Patientenkarte

Seite 1

Name: ____________________ Klinik / Station: ____________________

Arzt: ____________________ Zimmer Nr.: ____________________

Aufenthalt: ____________________ Alter: ____________________

Diagnose: ____________________

Arbeitsplatz: ____________________

Sozialanamnese: ____________________

Hobby: ____________________

49

Ergotherapie – Patientenkarte

Seite 2

Name: ______________________ **Klinik / Station:** ______________________

Verordnung: ______________________

____

Befund: ______________________

____

Therapieplanung: ______________________

____

____

50

Ergotherapie – Patientenkarte

Seite 1

Name: ______________________ **Klinik / Station:** ______________________

Arzt: ______________________ **Zimmer Nr.:** ______________________

Aufenthalt: ______________________ **Alter:** ______________________

Diagnose:
- seit wann Beschwerden
- seit wann diagnostiziert
- evtl. Nebenerkrankungen

Arbeitsplatz:
- Beruf (evtl. erlernter Beruf)
- Tätigkeit (stehen, sitzen, tragen)
- Arbeitszeit (ganz-/ halbtags, Schichten, Montage)
- Größe des Betriebes (Kollegen, verschiedene Arbeitsplätze)
- Identifikation mit dem Beruf
- Schwierigkeiten

Sozialanamnese:
- Haus, Garten, Wohnung, welche Etage
- Personenzahl, Kinder, evtl. Pflegefälle
- weitere Aufgaben
- Schwierigkeiten

Hobby:
- sportlicher Art
- handwerklicher Art
- Nebentätigkeiten

51

Ergotherapie – Patientenkarte

Seite 2

Name:____________________________ **Klinik / Station:**______________________

Verordnung:
- Infos zum Gelenkschutz
- Alltagstraining
- Hilfsmittelversorgung
- Schienenbau
- Selbsthilfetraining
- Verbesserung von Fein- oder Grobmotorik

Befund:
- welche Gelenke sind betroffen
- Hand, Fuß, u.a.
- was steht für den Patienten im Vordergrund (welche Gelenke, Alltag, Beruf ...)

Therapieplanung:
- Prioritäten setzen!
- Schmerz - Schienenbau
- Interesse - Infos über Gelenkschutz
- Beruf - Hilfsmittelversorgung
- Alltag - praktische Umsetzung
- motorisch-funktionelle Therapie

52

Neue Reihe Ergotherapie
Orthopädie

Dieses Buch bietet kompakte Informationen zum Thema Ergotherapie in der Rheumatologie. Zusammen mit einer über das Internet erhältlichen Folienpräsentation stellt es auch eine ideale Grundlage für eigene Fortbildungsmaßnahmen dar.

Das Buch

- gibt einen Überblick über die ergotherapeutische Behandlung bei chronischer Polyarthritis
- erklärt anhand von Fallbeispielen unterschiedliche Behandlungsschwerpunkte
- verdeutlicht die ergotherapeutische Arbeit in der Rheumatologie
- hilft, diesen Arbeitsbereich gezielt zu präsentieren

Die im Anhang aufgeführten Folien finden Sie im Internet unter http://www.schulz-kirchner.de/cgi-bin/sk/facharb.pl?F=2 (kostenpflichtiger Download).

ISBN 978-3-8248-0473-3
9 783824 804733

www.schulz-kirchner.de

Herrmann Schiffermüller

Plötzlich alleine, was nun?

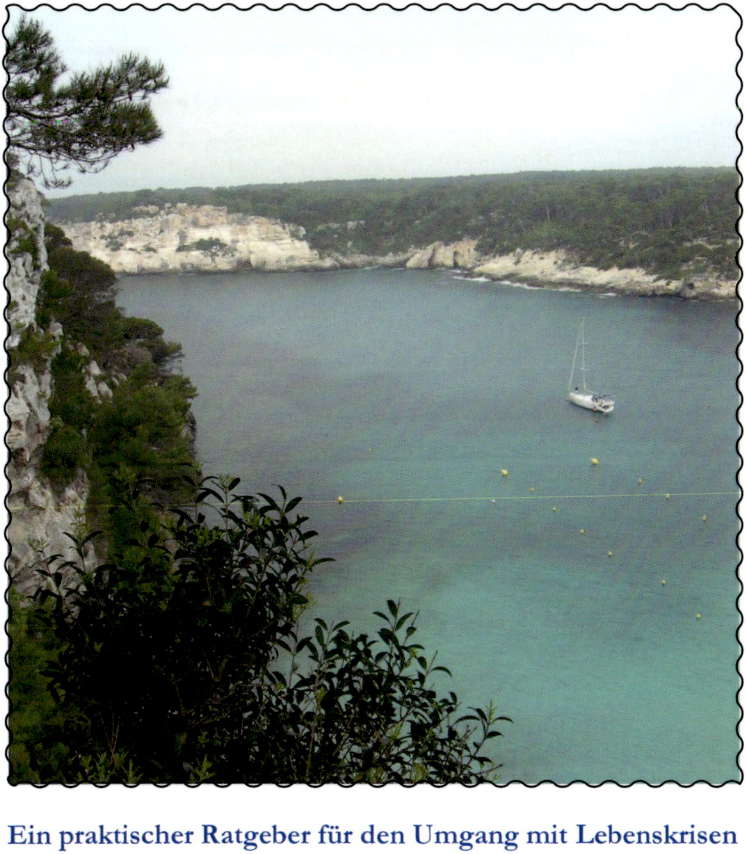

Ein praktischer Ratgeber für den Umgang mit Lebenskrisen

MAUER VERLAG
Wilfried Kriese